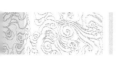

刘茂林简介

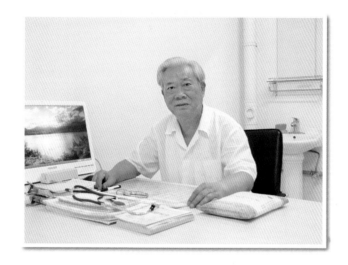

刘茂林，男，1937 年生，共产党员，山东省淄博市人，河南中医药大学教授、主任医师、硕士研究生导师，全国第四批老中医药专家学术经验继承工作指导老师，河南省名中医评选评审专家，河南省中医内科会诊中心特邀专家，全国名老中医药专家传承工作室指导老师，《中国医药科学》杂志审稿专家。

著有《茂林方药》，主编《金匮阐要》《高等中医应试指南·针灸学》，参编著作 10 余部。发表学术论文 30 余篇，获科研奖 6 项，获得"先进教师""好医生"等荣誉称号。先后培养国内外硕士研究生 7 名，全国名老中医师承工作继承人 2 名，在担任针灸推拿系主任 8 年间，培养本、专科毕业生数以千计，正如大型文献纪录片《河南中医一九五八》所说："刘茂林教授已是桃李满天下。"

刘老通讲《金匮要略》30 余年，并在长期临床实践中，形成了自己独特的学术思想，他强调治疗各种疾病都要顾护脾胃之气，并且在对心脏病的长期辨证治疗中，创立了"心病多寒"的学术观点。刘老认为，作为中医内科医生，最终解除患者病痛的主要手段是方剂的运用，刘老在整体观念和辨证论治思想的指导下，创立新方 43 首，本书所记载 101 例医案，可谓功到深处效能语，药中肯綮显神奇。

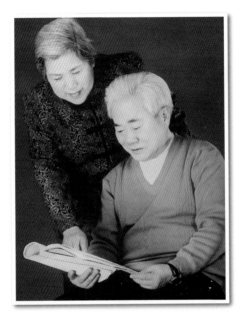

伉俪情深
（刘茂林教授与李玉香主任医师在审阅书稿）

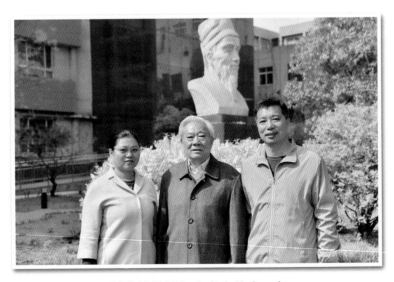

刘茂林教授与本书主编在一起

刘茂林医案集

主审　刘茂林　李玉香

主编　刘明　叶险峰

编委

吕雁　程璐　贾润霞　卫建立　赵立安

董旭辉　范雅丽　樊会英　雷海波　郑瑞芳

李斌　王小璐　郭蕾蕾　易帅琦　李玉平

张正　刘英

人民卫生出版社
·北京·

图书在版编目（CIP）数据

刘茂林医案集/刘明，叶险峰主编. —北京：人
民卫生出版社，2021.3
  ISBN 978-7-117-31296-7

  Ⅰ.①刘… Ⅱ.①刘…②叶… Ⅲ.①医案-汇编-
中国-现代 Ⅳ.①R249.7

  中国版本图书馆 CIP 数据核字（2021）第 035681 号

人卫智网	**www. ipmph. com**	医学教育、学术、考试、健康，
		购书智慧智能综合服务平台
人卫官网	**www. pmph. com**	人卫官方资讯发布平台

刘茂林医案集
Liu Maolin Yi'an Ji

主   编：刘　明　叶险峰
出版发行：人民卫生出版社（中继线 010-59780011）
地   址：北京市朝阳区潘家园南里 19 号
邮   编：100021
E - mail：pmph @ pmph. com
购书热线：010-59787592　010-59787584　010-65264830
印   刷：北京铭成印刷有限公司
经   销：新华书店
开   本：710×1000　1/16　印张：11　插页：2
字   数：174 千字
版   次：2021 年 3 月第 1 版
印   次：2021 年 4 月第 1 次印刷
标准书号：ISBN 978-7-117-31296-7
定   价：58.00 元

打击盗版举报电话：010-59787491　E-mail：WQ @ pmph. com
质量问题联系电话：010-59787234　E-mail：zhiliang @ pmph. com

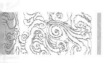

序

　　名老中医将中医学基本理论、前贤医家的宝贵经验与当今临床实践相结合,解决临床诊疗疑难问题,他们的学术思想和临证经验是中医药学术特点、理论特质的集中体现。早在 2004 年,时任国务院副总理的吴仪同志在"全国中医药工作会议"上,明确要求中医药行业,要实施以"名医、名科、名院"为核心的"三名工程",这是发挥中医药特色优势,增强中医药服务能力,扩大中医药影响的有效措施。因此,开展名老中医学术思想与临证经验的传承研究,让前贤名医的宝贵经验传承天下,具有十分重要的现实意义。

　　年已 83 岁高龄的刘茂林先生,山东淄博人,河南中医药大学教授,主任医师,全国第四批老中医药专家学术经验继承工作指导老师。他于 1958 年考入河南中医学院(现河南中医药大学),为河南中医药大学第一届毕业生。曾多年担任河南中医药大学《金匮》教研室主任、针灸推拿系主任。著有《茂林方药》,并主编《金匮阐要》等多部著作,在业内受到好评。他长期坚持在教学、科研、医疗第一线,治学严谨,医术精湛,医德高尚,深受患者及其家属的敬重和信赖。

　　刘先生在长期临床实践中,形成了自己独特的学术思想,一贯强调治疗各种疾病都要顾护脾胃之气。主张"理"从《内经》,"法"从仲景,"治"从东垣。即在《内经》理论指导下,准确运用张仲景的辨证方法,治疗处方用药时要遵从李东垣重视脾胃的精神。在疾病的发生、发展、治疗、预后过程中,都要始终顾护脾胃之气。因脾胃为气血生化之源,脾胃之气旺盛,气血来源充足、通畅,则五脏六腑、四肢百骸皆受其益。

　　他尊重前贤,拓古创新,勇于实践。通过对《金匮要略·胸痹心痛短气病脉证治》篇用药规律的多年研究,结合自己对心脏病的长期辨证治疗经验,提出了"心病多寒"的学术观点;他又通过对《薛氏医案》中有关咽喉病案的分析研究,提出了"喉病多热"的看法。两种观点互相补充,用以指导临床实践,疗效显著。

刘先生认为,作为中医内科医生,最终解除患者病痛的主要手段是正确运用方剂。他通过长期临床,结合目前疾病谱的变化,创立新方43首,并且还在不断地创立新方。这些都在《茂林方药》一书中体现出来。本书是《茂林方药》的姊妹篇,可谓珠联璧合,相得益彰,相映成趣。

本书所选101个医案,悉数作者亲历之典型案例,严格筛选,颇具实效,皆经本人核实无误者而载之。每个医案都包括:主诉、病史、辨证、治则、方剂、处方、煎服方法和按语八项。选案丰富,按语精详,比较全面地反映了刘先生的辨证治疗思想和用药经验,展示了名医的精湛医术和渊博学识。通过对这些宝贵经验的推广和应用,更加凸显中医药的特色优势,同时对形成有效的中医传承方法和传承模式也提供了有益的借鉴。本书具有较强的临床参考价值,是中医师不可多得的参考书。

我同茂林先生相识40余年,且同住一楼,是多年的好邻居,相交甚厚。茂林先生夫妇都是忠厚诚恳之人,不论在平时工作还是日常生活中,均给我无私的帮助。每每在一起切磋学术,更使我受益匪浅。他这又一部力作得以付梓,我倍感欣喜。时值初秋之际,鸟语声声催农忙,惠风阵阵留芬芳。此书的出版,必将为杏林的百花园壮色。

承蒙先生不弃,嘱写序言,因致数语,以表祝贺。

许敬生于河南中医药大学金水河畔问学斋

2019 年 8 月 13 日

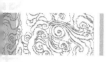 前　言

　　医案是医生理论水平与临床经验的结晶,也是传承经验和启迪他人思维的重要载体,它的价值在于其真实性和可靠性。一则好的医案能使人茅塞顿开,举一反三,触类旁通。具体到每一个病例,从接触到患者开始,到开出药方为止,在这个不长的时间内,医生完成了一个系统的工程。这个工程虽小,却要经过四个重要环节,而且是环环相扣,缺一不可。一是通过四诊(望闻问切)全面了解病情;二是运用中医之法详细认真地辨证,通过辨证,集中精力找准其主要病因病机,并明确其病位、病性诊断;三是治疗原则的主攻方向必须明确;四是选方用药一定要紧扣病因病机。这四项之中辨证是关键,它处于承上启下的枢纽地位,上承四诊,下及方药,若辨证有误,则方药随之而错,所以准确地辨证是选方用药前提,而选方用药则是正确辨证的自然延伸。因此清代林珮琴说:"治病之难,在于识病,而识病之难,在于辨证。"

　　一个中医理论功底深厚,又有丰富临床经验的医生,即所谓理验俱丰之人,或以八纲辨证,或以六经辨证,或以脏腑经络辨证,或以卫气营血津液辨证,再结合现代医学的检查结果,辨证与辨病相结合,则使医案全局在胸,辨证的准确性就比较有把握。本书所选101个医案,悉数作者亲历之典型案例,且经本人核实无误者而载之。该书辨证一项特别认真仔细,每案都根据上述辨证之法,集中精力找准其主要病因病机及其病位、病性诊断。这样选方用药的主攻方向就明确了,疗效自然会好,即所谓功到深处效能语,药中肯綮见奇功,因此一则好的医案就是一篇好文章。它应该是:医理深奥,文理巧妙,哲理通达,思之开窍;举一反三,读之甘甜,启发思考,独立成篇。所以真实可靠的医案之书,历来深受读者喜欢。

　　本书内容详实,且经河南中医药大学第三附属医院主任医师刘茂林、李玉香主审,具有较强临床参考价值,是中医师不可多得的参考书。

该书的撰写,在"刘茂林全国名老中医药专家传承工作室"负责人河南中医药大学刘明主任医师和叶险峰教授的统筹规划下,工作室成员吕雁、程璐、贾润霞、范雅丽、卫建立、赵利安、董旭辉、樊会英、雷海波、王小璐、易帅琦都做了大量工作。另外赵飞、刘晓燕、刘英等也给予了多方面的帮助,在此一并致谢。

　　承蒙中华中医药学会医古文研究会原主任委员(现为名誉主任委员)、河南省儒医文化研究会会长、河南中医药大学教授许敬生先生写序,在此表示衷心的感谢!

刘　明

2019 年 9 月 18 日

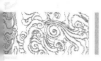

目　录

1. 齆鼻（一）

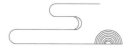

刘某,男,43 岁,2008 年 4 月 20 日初诊。

主诉:鼻塞不通 2 月余。

病史:患者自述每年春季和秋季犯病严重,已十余年。经某医院检查后,建议住院手术治疗,但本人惧怕手术,一直未做。此次发病于 3 月初,症状与以往犯病大体相同,鼻塞,鼻痒,连连喷嚏,鼻流清涕不止,头懵,怕冷,眼痒,流泪,咽中稀痰、涎沫吐之不尽,身困乏力,性功能减退,同时常伴腹胀,便溏,腰腿凉痛,遇寒加重等症。诊其脉沉细乏力,观其面色萎黄,舌体胖嫩,边有齿痕,苔薄白而润。据此脉症病史,诊为齆鼻(变应性鼻炎)。

辨证:绝大多数变应性鼻炎,都有明显的季节性,中医按其典型的症状归属于齆鼻范畴。究其病因,总归于正气亏虚,邪必凑之。如本案之鼻痒,喷嚏,流清涕,鼻塞不通,咽中涎痰吐之不尽,皆肺气亏虚、外受风寒之状。因肺开窍于鼻,《素问·至真要大论》云:"诸病水液,澄澈清冷,皆属于寒。"而舌体胖嫩,边有齿痕,面色萎黄,腹胀,便溏,是明显的脾阳不足、脾气亏虚所致。脉沉细乏力,腰腿凉痛,性功能减退,遇寒加重等症,均为肾阳不足、肾气亏虚之象。故本案齆鼻的主要病因病机当属肺、脾、肾阳气亏虚,风寒湿痹阻肺窍所致。

治则:补益肺、脾、肾,和营,开窍,除风湿。

方剂:齆鼻散[1] 加减。

处方:党参 30g,黄芪 60g,炒白术 30g,茯苓 20g,桂枝 10g,炒白芍 15g,炙麻黄 10,细辛 5g,辛夷 10g,炒苍耳子 15g,徐长卿 12g,鹿角霜 20g,炮附子 6g,藁本 10g,白芷 15g。生姜 3 片,大枣 5 枚,葱白 3 寸为引,7 剂。

煎服方法:水煎服,日 1 剂,早晚饭后 1 小时左右各服 1 次,每次 250～

---

[1] 刘茂林经验方齆鼻散方药组成:党参 30g,茯苓 30g,炒白术 30g,桂枝 10g,炒白芍 30g,炙麻黄 8g,细辛 5g,辛夷 10g,苍耳子 12g,防风 10g,炙甘草 8g,生姜 3~4 片,大枣 5~6 枚为引。

300ml。

2008 年 4 月 28 日二诊:服上方 7 剂后,恶寒,头懵,鼻痒,喷嚏消失,左右鼻孔交替出现鼻塞,腹胀、便溏有所好转。舌脉无显著变化。

处方:党参 30g,黄芪 60g,炒白术 30g,桂枝 10g,炒白芍 15g,炙麻黄 10g,细辛 5g,辛夷 10g,炒苍耳子 15g,鹿角霜 20g,炮附子 6g,节菖蒲 10g,炒杏仁 15g,桔梗 15g。生姜 3 片,大枣 5 枚,葱白 3 寸为引,7 剂。

煎服方法同前。

2008 年 5 月 6 日三诊:又服上方 7 剂后,诸症平息,脉舌已近常人。唯觉气短乏力,总有要感冒之状。

处方:党参 30g,黄芪 30g,炒白术 30g,桂枝 10g,炒白芍 15g,炙麻黄 8g,炒苍耳子 10g,鹿角霜 20g,苏叶 10g,葛根 15g,前胡 10g,炙甘草 6g。生姜 3 片,大枣 5 枚,为引,7 剂。

煎服方法同前。巩固疗效,以防复发。

[按 语]

鼽鼻散,主治鼽鼻(变应性鼻炎)和大部分鼻窒(慢性鼻炎)及部分鼻渊(鼻窦炎),主要针对脾肺气虚,卫阳失固,复感风寒湿邪等病因病机而设,由四君子汤合桂枝汤,加炙麻黄、细辛、辛夷、苍耳子、防风组成,故亦名"四桂麻辛苍防汤"。

本案所用之方:四君子汤以黄芪代茯苓,加强益气健脾、复振卫阳之力;用桂枝汤原方,调和营卫,建立中气,以助卫阳;麻黄、细辛、辛夷、葱白、苍耳子,皆为辛温散寒、解表除湿、通达肺窍之妙品。本案肾阳虚、肾气不足明显,故加炮附子、鹿角霜以助之。以上各药合力,共奏补益肺、脾、肾,调和营卫,通达肺窍,除寒祛湿之功,恰投本案病因病机,故而疗效神奇。

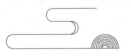

2. 鼽鼻(二)

夏某,男,7 岁,2010 年 10 月 24 日初诊。

主诉:鼻塞不通已 2 周。

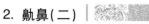

病史:患儿从 2 年前开始,早晨起床穿衣服和晚上睡觉脱衣服时,经常打喷嚏,流清涕,鼻、眼痒,鼻塞,特别是晚上睡觉时,必须张口帮助呼吸。到某医院检查,诊断为变应性鼻炎,用滴鼻剂和消炎药,开始几天还有效,几天后,就不起作用了,而且有严重之势。以前在家里不太在意,现在上小学了,有时上课连连打喷嚏,不但自己不能很好地听课,还影响其他同学,老师也很无奈,放学时嘱咐家长带去医院看看,听说中医治这个病效果不错,故前来就诊。中医查体所见:患儿面黄,消瘦,其母代述,孩子食生冷后容易腹泻,近 2 年来手脚易凉,怕冷;望其舌体胖、舌质淡、苔薄白,其脉沉缓。

辨证:肺开窍于鼻,喷嚏、流清涕,是明显的肺气虚寒之征,《素问·至真要大论》曰:"诸病水液,澄澈清冷,皆属于寒。"患儿面黄、消瘦,食生冷泄泻,四肢厥冷,恶寒怕冷,早晚穿、脱衣服病情加重,是中焦阳虚,中阳不足,脾胃阳气亏虚之候;舌体胖、舌质淡、苔薄白,皆为脾肺气虚、正气不足之佐证。所以本案的主要病因病机,可谓中阳不足,脾肺气虚,抗病力弱,肺窍不利。

治则:温健中州,补益脾肺,扶正开窍。

方剂:鼽鼻散加减。

处方:红参 5g,桂枝 6g,白茯苓 10g,炒白术 10g,炙黄芪 10,炙麻黄 6g,细辛 3g,炒苍耳子 10g,乌梅 10g,防风 6g,生姜 3g,大枣 10g,炙甘草 3g。颗粒剂,7 剂。

服用方法:开水冲 1 剂 600ml,早晚饭后 0.5~1 小时各服 1 次,每次服用 200ml,即 3 天服 2 剂。

2010 年 11 月 6 日二诊:服上方 7 剂后,喷嚏、流清涕明显减轻,鼻塞、恶寒怕冷症状也有所好转。

处方:红参 5g,桂枝 6g,炒白芍 10g,白茯苓 10g,炒白术 10g,炙黄芪 10g,鹿角霜 10g,炙麻黄 6g,细辛 3g,炒苍耳子 10g,生姜 3g,大枣 10g,炙甘草 3g。颗粒剂,15 剂。

服用方法同前。

2010 年 11 月 28 日三诊:患儿自述,我的病全好了,鼻子透气了,也不流鼻涕了,不用吃药了吧?患儿的家长认为 2 年多的病,才服用 1 个月的药,还是要再吃一段时间,巩固治疗,以防反复。

处方:以 11 月 6 日之方,又开 15 剂巩固治之。

[按 语]

中医认为西医所说的变应性鼻炎(鼽鼻),按中医之理多为正气不足,抗病力弱,如《素问·评热病论》曰:"邪之所凑,其气必虚。"日本汉方医家丹波元简解释说:"此非邪凑则气虚之谓,言气所虚处,邪必凑之。"明确指出,正气亏虚,抗病力弱,是疾病发生的主要矛盾。故此治当温健中州,调补阴阳,扶正开窍,以增强抗病能力为要。本案的治疗以"鼽鼻散"为基本方,灵活加减,以取应病情。方中用四君子汤加黄芪、生姜、大枣,温健中州,补脾益肺,培土生金,开发气血来源以扶正;以桂枝汤建立中气,调补阴阳,复振卫阳,而增强抗病能力;再伍以麻黄、细辛、苍耳子、防风等辛温散寒,通达肺窍,根据现代药理研究,以上诸味还有抗过敏之功。故各药合之,恰投病机,疗效满意。据临床观察,变应性鼻炎长期不愈,易继发过敏性哮喘。近20年来凡遇十四五岁以下的未成年人,经过两三个月的治疗多能痊愈,杜绝了发展成哮喘的危险,"鼽鼻散"可谓良方矣。

 # 3. 鼻渊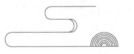

孙某,女,43岁,郑州市公务员。2011年10月24日初诊。

主诉:鼻塞持续加重3天。

病史:患者有鼻炎史4~5年,每年秋冬加重。10天前鼻塞逐渐加重,不定时头懵头痛,痰涕黄稠,咽喉干痛,嗅觉不灵,到某省级医院耳鼻喉科检查:鼻腔充血水肿,鼻塞不通。化验血常规示:白细胞$12.4×10^9$/L,中性粒细胞数$8.2×10^9$/L,中性粒细胞百分比7.4%,从化验结果来看,有明显的细菌感染,诊断为:急性鼻炎(包括鼻窦炎),建议住院手术治疗。患者惧怕手术,故来我院求治。中医四诊所见:主要症状、病史已述,伴见面色潮红,脉浮滑数,舌质较红,苔白微黄。据此脉症病史,中医诊断:鼻渊,西医诊断:急性鼻炎(包括鼻窦炎)。

辨证:鼻塞严重,痰涕黄稠,嗅觉不灵,是风热壅肺,肺窍不利之证。中医认为肺开窍于鼻,《素问·阴阳应象大论》曰:"肺主鼻……在窍为鼻。"《灵枢·脉度》又曰:"故肺气通于鼻,肺和则鼻能知臭香矣。"头懵、头痛为风热上扰神明所致;面色潮红,咽喉干痛,舌红,苔黄,脉浮滑数,皆风热上壅之象。故中医辨证,本案鼻渊的主要病因病机是内热壅肺,肺窍不利。

治则:疏散风热,宣肺开窍。

方剂:鼻渊煎[1] 加减。

处方:桑叶 30g,菊花 15g(后下),蝉蜕 10g,薄荷 8g(后下),炒苍耳子 12g,炙麻黄 8g,细辛 5g,金银花 15g(后下),连翘 15g,龙胆草 6g,生石膏 30g(先煎),藁本 10g,白芷 15g,蔓荆子 15g,生甘草 10g。黄梨或白梨半个为引,7 剂。

煎服方法:水煎服,日 1 剂,早晚饭后 1.5 小时左右各服 1 次,每次 250 ~ 300ml。

同时配合常规阿奇霉素、地塞米松静脉滴注。3 天,每日 1 次。

2011 年 11 月 2 日二诊:用以上两方,中西药结合治疗后,鼻塞已解除,头懵头痛明显减轻;但黄痰黄涕仍较多,嗅觉依然不灵。舌苔稍好,脉象依旧。

处方:桑叶 30g,菊花 15g(后下),蝉蜕 10g,薄荷 8g(后下),炒苍耳子 12g,浙贝母 10g,葶苈子 15g(包煎),金银花 15g,连翘 15g,龙胆草 6g,炒杏仁 15g,生石膏 30g(先煎),节菖蒲 10g,桔梗 15g,生甘草 10g。7 剂。药引及煎服方法同前。停用西药。

2011 年 11 月 10 日三诊:鼻塞,头懵头痛已愈,余症明显好转,脉象已近常人。

处方:上方原方原量 4 剂,混合研磨成细粉状,加等量蜂蜜为丸,每丸 9g 重,早、中、晚饭后 1 小时左右各服 1 丸,巩固疗效,以防复发。半年后随访,鼻渊未犯。

[按 语]

中西医药结合,疗效更好。临床上有些疾病,在明确诊断的前提下,用药不分中西。西药有西药的优点,中药有中药的长处,中西医药各有所长,两药

---

[1] 刘茂林经验方鼻渊煎方药组成:桑叶 30g,菊花 15g,蝉蜕 10g,薄荷 8g,苍耳子 10g,金银花 15g,连翘 15g,生石膏 30g,柴胡 10g,黄芩 10g,龙胆草 6g。

相加,标本兼顾,相互促进,其疗效自然比一药更强。

本案所用中药主方的特色:①桑叶、菊花、蝉蜕、薄荷、苍耳子,皆能疏散风热,宣通肺窍;②金银花、连翘、生石膏、龙胆草、葶苈子,清热解毒,泻肺豁痰;③炙麻黄、浙贝母、炒杏仁、桔梗、生甘草,宣肺理气,化痰开窍。

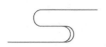

4. 失嗅

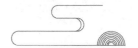

陈某,男,56岁,经商,郑州人。2013年2月20日初诊。

主诉:嗅觉不灵,三四年闻不到任何气味。

病史:慢性鼻炎,有的医生说是变应性鼻炎,初春深秋较重,一年四季都有发生,大多数遇到冷空气发作,有六到七年。曾经到多家医院诊治,无效。后来逐渐嗅觉不灵,什么味儿也闻不到,已经三至四年了。前些天,在《中国中医药报》上看到我处有治鼻炎的好方法,所以前来就诊,看能否治好他的鼻炎,他还激动地说:"如果能让我再闻到气味,那就太好了。"我观察他:面色㿠白,形体消瘦,舌质紫黯,舌苔薄白而润,脉虚弱而涩。

辨证:形体消瘦,面色㿠白,鼻眼痒,打喷嚏,流清涕,头晕身困,体倦乏力,均为脾肺气虚,复感风寒,肺窍不利之状。舌质紫黯,失嗅数年,脉虚弱而涩,可为体虚日久,气虚血瘀之候,据此脉证病史应为脾肺气虚,复感风寒,反复发作,病程日久,营卫不和,气虚血瘀,肺窍不利的齆鼻失嗅。

治则:补益脾肺,调和营卫,建立中气,活血化瘀,通达肺窍。

方药:齆鼻散加减。

处方:党参30g,黄芪30g,茯苓15g,炒白术20g,桂枝10g,炒白芍30g,炙麻黄8g,细辛5g,苍耳子12g,羌活10g,防风10g,桃仁15g,红花10g(后下),炙甘草8g,生姜5片,大枣6枚(切开),老葱白3寸,7剂。

煎服方法:水煎服,日1剂,早晚饭后1.5小时左右各服1次,每次250~300ml。

2013年2月28日二诊:自述服上方5剂后,鼻炎症状基本缓解,服中药7剂后,炒辣椒等强刺激气味已能闻到,患者很高兴,要求继续服药,彻底解决嗅觉问题,脉诊舌诊变化不大。

处方同上。

2013 年 3 月 6 日三诊:自述以上 7 剂服完后,鼻炎没有再犯,现在什么气味都能闻到,患者喜出望外,再三表示感谢并称赞说:"三到四年都闻不出气味儿,半个月完全康复了,中药真神奇。"同时要求再服一段时间中药巩固疗效。

处方同上。

[按　语]

瓢鼻散确实是一个治疗瓢鼻的好方子,包括变应性鼻炎和大部分慢性鼻炎。初诊用本方去辛夷加黄芪、桃仁、红花、老葱,从而加强了益气、活血、化瘀、通窍之力。

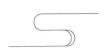 # 5. 喑哑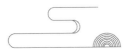

宋某,男,35 岁,教师,2006 年 6 月 9 日初诊。

主诉:失音 3 天。

病史:1 周前患感冒,高热,经静脉注射治疗,一次即愈。3 天前,因故调课,连续 1 天授课 7 节,已觉有点声音嘶哑;第二天,同学聚会,又喝了不少酒,当天晚上即觉喉咙干痛,完全失音,不能言语。到某医院检查,认为咽喉局部充血,声带有多个小囊肿,打针、吃药 2 日未见好转,故请中医诊治。中医查体所见,问诊得知:除喑哑外,口舌干燥,喉咙热痛,头晕,心烦,尿黄,便干。望诊:形体消瘦,面色潮红,舌质较红,少苔缺津,脉弦细数。

辨证:从病史观之,外感热病之后,阴血自然耗伤;1 日内连续授课 7 节,更加重了阴血耗伤的情况,同时声带疲劳;次日同学聚会,饮酒不少,酒性湿热,更助其阴虚内热。从中医理论分析,阴虚生内热,热极生风,热极化火,风火炎上,壅滞喉咙,则喉音难出。故从本案病因来看,其本在肾之真阴不足,其标在肺之风火壅滞。清·赵濂《医门补要》说:"肾为声音之根,肺为声音之户。"口舌干燥,喉咙热痛,头晕,心烦,尿黄,便干,皆阴虚热扰所致,形体消瘦,面色潮红,舌质红,少苔缺津,脉弦细数等均为阴虚内热之象。故本案喑哑的主要病因病机,当属心、肾阴血不足,风热结聚肺之门户所致。

治则:养阴清热,疏风散结。

方剂:四二玄参桔梗汤[1]加减。

处方:北沙参 30g,生地 15g,熟地 20g,麦冬 15g,天冬 20g,金银花 20g(后下),玄参 15g,桔梗 15g,蝉蜕 10g,薄荷 8g(后下),生甘草 10g。黄梨或白梨半个,蜂蜜 1 匙为引,3 剂。

煎服方法:水煎服,日 1 剂,早饭前、晚饭后 1 小时左右各服 1 次,每次 250~300ml。并嘱其多喝水,少说话,休息 3 日。

2006 年 6 月 12 日二诊:上方 3 剂药尽,声音已出,但声音低弱而嘶哑,头晕及大小便有所好转,口舌干燥,心烦,喉咙热痛依然如故。

处方:北沙参 30g,生地 15g,熟地 20g,麦冬 15g,天冬 20g,金银花 20g(后下),玄参 15g,桔梗 15g,蝉蜕 10g,薄荷 8g(后下),知母 15g,莲子心 5g,生甘草 10g。黄梨或白梨半个为引,7 剂。

煎服方法及医嘱同前。

2006 年 6 月 19 日三诊:服上方 7 剂之后,喑哑显著好转,口干舌燥,心烦,喉痛,诸症若失,唯舌质较红,脉象依旧,大便稍干。

处方:北沙参 30g,生地 15g,麦冬 15g,天冬 20g,金银花 15g(后下),玄参 15g,桔梗 15g,炒大黄 8g,蝉蜕 10g,薄荷 8g(后下),知母 15g,莲子心 5g,生甘草 10g。7 剂。

药引及煎服方法同前,巩固疗效。

[按 语]

从本案的脉症病史分析,该案喑哑的主要病因病机是:心、肾阴血不足,风热结聚肺之门户所致。故其治疗当以滋阴补血治其本,疏散风热治其标。《景岳全书》云:"所以声音之标在心肺,而声音之本则在肾。"又说:"有火邪之闭,热乘肺也……火闭者,可清而愈。"

---

[1] 刘茂林经验方四二玄参桔梗汤方物组成:二参(南沙参 15g、北沙参 30g),二地(干生地 15g、鲜生地 30g),二冬(天门冬 15g、麦门冬 30g),二花(金银花)15g,玄参 15g,桔梗 15g,生甘草 10g。黄梨或白梨半个为引。

本案所用之方药分析：

1. 四二玄参桔梗汤，所谓"四二"，是指二参(南沙参、北沙参)，二地(干生地、鲜生地)，二冬(麦门冬、天门冬)，二花(即金银花)，再加玄参、桔梗、生甘草。本案原方去南沙参，以熟地易鲜生地，又增加了蝉蜕、薄荷。原本滋阴降火、利咽解毒之方，更增强了益肾清热、散风增音之力。

2. 这里要特别指出的是，生地与熟地、麦冬与天冬、蝉蜕与薄荷三对药的联用。生地与熟地，生地滋阴养血，补虚清热，熟地滋阴补血，益精退热，两味相伍，相须为用，相得益彰，同入心、肝、肾经，心主血，肝藏血，肾藏精，对心、肝血虚，肾之阴精亏损所致的阴虚火旺、咽干失音者，疗效显著。麦冬与天冬，此二物均为甘寒凉润之品，养阴润燥功力相似，故两药参合，相互促进，其养阴、润燥、清热之力倍增，麦冬善入心、肺、胃经，天冬喜入肺、肾二经，二物相伍，实有金水相生之妙，对心、肾阴血不足，肺热壅滞之失音，实有奇功。蝉蜕与薄荷，蝉蜕甘寒，疏散风热，利咽开音，薄荷辛凉，散风清热，利咽开窍，二药合参，互相促进，散风清热，利咽开音。

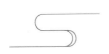 # 6. 急喉痹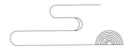

宋某，女，26岁，2004年5月10日初诊。

主诉：咽喉干热、疼痛2天。

病史：患者自诉，平素火气较大，经常不是喉咙痛，就是眼生疮。今口鼻干热，出气像冒火一样，咽喉干热疼痛，声音嘶哑，吞咽时疼痛加剧。并伴头痛、身困、便干、尿赤、干咳等症。自购六神丸服之乏效，急来中医就诊。中医查体所见，面色潮红，心情烦躁，咽部红肿明显，舌红、苔黄缺津，脉浮细数。

辨证：脉细数提示阴血不足而生内热；舌质红，苔黄缺津，咽部红肿，皆阴虚内热，火性炎上之象；脉浮提示病在表、在上，故有身困、头痛之症。四诊合参，综合分析，本案的主要病因病机是，阴虚火旺，火性炎上，热极化毒，结聚咽喉所致，主症是咽喉干热，红肿疼痛。影响声带则声音嘶哑；波及会厌则吞咽困难；大肠津亏热结则便秘；热结膀胱则尿赤；火灼肺金则干咳、咽痛。

治则：滋阴降火，利咽解毒。

方剂：四二玄参桔梗汤加减。

处方：北沙参 30g，生地 15g，天门冬 15g，麦门冬 30g，莲子心 5g，金银花 20g，红栀子 10g，玄参 15g，桔梗 15g，板蓝根 30g，生甘草 10g。黄梨或白梨半个，冰糖 1 匙为引。3 剂。

煎服方法：水煎服，日 1 剂，早饭前、晚饭后 1 小时左右各服 1 次，每次 250～300ml。

2004 年 5 月 14 日二诊：服上方 3 剂后，咽喉干热疼痛明显减轻，进食亦无大碍；头痛、身困也已缓解；唯声音依然嘶哑，便秘，尿赤，舌红，苔已生津，脉象如故。

处方：北沙参 30g，生地 15g，麦冬 30g，金银花 20g，红栀子 10g，莲子心 5g，玄参 15g，桔梗 15g，炒大黄 8g，白茅根 30g，蝉蜕 10g，薄荷 8g（后下），生甘草 10g。7 剂。药引及煎服方法同前。

2004 年 5 月 23 日三诊：服上方 7 剂药后，咽喉干痛已除，声音恢复正常，饮食无碍，余症悉解。嘱其常服杞菊地黄丸，以善其后。

[按　语]

关于本案的诊断，该案为素体阴虚阳盛之质，今发病较急，咽喉干痛剧烈，影响声音和吞咽，且有头痛、身困、便秘、尿赤、干咳等合并症，又有舌红、苔黄缺津、咽部红肿、脉浮细数为佐证，故本案属阴虚内热，火郁化毒，结聚咽喉之急喉痹。如清·孙德润《医学汇海》说："急喉痹者，肿痛过甚，呼吸不通，饮食不下，乃实火也。"

本案的治疗，采用刘老所创"四二玄参桔梗汤"为基本方加减。处方以北沙参、生地、二冬滋阴清热；以栀子、二花、莲子心、板蓝根、生甘草清热解毒散结；玄参、桔梗疗疮疡，载药上行直达咽喉。复诊中根据病情又加了大黄、白茅根、蝉蜕、薄荷随证治之。

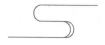

7. 慢喉痹

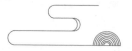

芦某，男，44 岁，2010 年 11 月 28 日初诊。

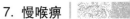

主诉:咽喉干痛 1 年余。

病史:1 年前因咽喉干痛,请某省级名医诊为咽炎,用西药治疗月余乏效;又请名中医诊治,认为是风热喉痹,并说大抵喉证无不由内热上炎所致,故多归于火,先后用养阴药和清热解毒药,调至 2~3 个月,不但咽喉干痛未除,还增加了小便频数,两足厥冷,经亲友介绍,就诊于余。中医查体所见,面热足冷,咽部黯红,肿大不明显,咽喉干痛不甚,伴见口干能饮而渴不解,小便频数,时而口鼻干燥,口舌生疮,时而咽痒,咳嗽,并有头晕,乏力等症。舌质黯红,无苔,脉虚弱而数。

辨证:面热足冷同时存在者,多为肾阳虚于下,而格阳于上,此无根之火,虚阳上浮,故而面热;肾阳不足,不能温煦于下,故足冷也。临床上,口干能饮而渴不解与小便频数并见者,多为肾阳亏虚,肾气不足,膀胱气化失职,既不能蒸腾津液以上承,也不能化气以摄水,而水尽下趋,故出现《金匮要略》所说的"以饮一斗,小便一斗"的病理现象。

要特别注意本案的主症,咽喉干痛但不甚,咽部黯红,但肿大不明显,同时没有影响到声带和会厌,所以声音和吞咽无明显症状。时而口鼻干燥,口舌生疮,时而咽痒,咳嗽及头晕,乏力等症,皆阴阳两虚,无根之火,虚阳浮动于上,脑髓失于濡煦所致;舌质黯红,脉虚弱而数,可谓阴阳两虚,下寒上热的佐证。综观本案,四诊所见,脉症病史合参,其主要病因病机可谓肾阳不足,虚阳上浮,下寒上热之慢喉痹。此证单清其上,则有损下焦肾阳,只温其下,则上焦无根之火益彰。

治则:滋肾阴,助肾阳,化生肾气,引火归原。

方剂:地黄饮子加减。

处方:熟地 20g,净萸肉 15g,麦冬 20g,石斛 15g,北沙参 30g,金银花 15g(后下),玄参 15g,桔梗 15g,薄荷 8g(后下),淫羊藿 12g,肉桂 6g,炮附子 8g,鹿角胶 10g(烊化)。生姜 3 片,大枣 4 枚为引,7 剂。

煎服方法:水煎服,日 1 剂,早晚饭后 1 小时左右各服 1 次,每次 250~300ml。

2010 年 12 月 6 日的二诊:服上方 7 剂后,小便次数明显减少,咽喉干痛有所缓解,足冷也有所减轻;但仍感头晕,乏力,咽痒干咳。脉舌无显著变化。

处方:熟地 15g,净萸肉 12g,麦冬 15g,石斛 15g,北沙参 30g,玄参 15g,桔

梗 15g，西洋参 10g，浙贝母 10g，炒杏仁 15g，肉桂 5g，炮附子 8g，鹿角胶 10g（烊化）。7 剂。药引及煎服方法同前。

2010 年 12 月 13 日三诊：服上方 7 剂后，精神好转，头晕、乏力已不明显；咽痒，咳嗽也已平息。唯舌根部仍有两处小溃疡，面热足冷之状亦未完全消除。舌苔较前正常，脉象较前有力。

处方：熟地 15g，净萸肉 12g，麦冬 15g，北沙参 30g，玄参 15g，桔梗 15g，西洋参 10g，巴戟天 12g，炮附子 8g，肉桂 8g，盐知母 15g，盐黄柏 8g，鹿角胶 10g（烊化）。7 剂。药引及煎服方法同前。

2010 年 12 月 21 日四诊：经过三次复诊调治，共服药 20 余剂，咽喉干痛已解，面热足冷已除，余症随之先后平复。嘱其以右归丸巩固治之，以善其后。

[按　语]

关于本案的命名，该案的主症咽喉干痛但不严重，咽部黯红而肿大不明显，亦未影响声音和吞咽，故名为慢喉痹。如清·孙德润《医学汇海》说："慢喉痹者，其肿不甚，痛亦不甚，饮食能下，常见气体虚弱之人，或操劳过度之人，多见此慢痹之症，乃虚火也。"

关于"地黄饮子"，本方原名地黄饮，《黄帝素问宣明论方》在原方基础上加少许薄荷，《圣济总录》名"地黄饮子"，主要功效是滋肾阴，补肾阳，化痰开窍。本案加减后，更适其下寒上热的主要病机。方中以熟地、净萸肉、麦冬、石斛、北沙参、玄参滋补肾阴，以生肺金，母子同治，金水相生；以淫羊藿、肉桂、附子、鹿角胶助肾阳，化生肾气，引火归原，以敛浮阳；又以金银花、薄荷、桔梗轻清上行，清利咽喉窍道；再合姜枣和中扶正，开发气血之源。综观本方，可谓标本兼顾，阴阳双补，温下清上，阴中求阳，达到滋肾阴，助肾阳，化生肾气，引火归原之目的。正如徐大椿的《医略六书》所说："肾脏阳衰，火反发越于上，遂成上热下寒之证，故宜引火归原法。"

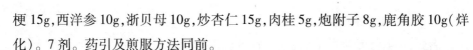

8. 咳嗽（一）

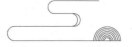

毕某，男，32 岁，2005 年 4 月 9 日初诊。

主诉:咳嗽 3 天。

病史:以前经常感冒咳嗽,这次感冒后咽痒咳嗽比较严重,咳出大量清稀白痰,并伴见胸膈满闷,鼻塞,流清涕,恶寒发热,无汗,头身疼痛等症,舌质淡、苔白滑、脉浮弦。

辨证:既往经常感冒,说明患者素体卫阳较虚,此次外感风寒,毛窍闭塞,卫阳被遏,营阴郁滞,故有恶寒发热,鼻塞,流清涕,无汗,头身疼痛等表实证;肺主皮毛,肺又与卫气相通,今卫阳被遏,则肺家治节无权,因而肺不布津,水道不调,聚津为饮,外寒内饮,壅滞于肺,则肺失宣肃,故见胸膈满闷,咳吐大量清稀白痰;舌质淡,苔白滑,脉浮弦,皆外寒里饮之征象也。故本案的主要病因病机,可谓外寒里饮,寒痰阻肺。

治则:解表散寒,化饮止咳。

方剂:小青龙汤加减。

处方:麻黄 8g,桂枝 10g,细辛 5g,辛夷 10g(包煎),姜半夏 8g,五味子 6g,川贝母 10g,桔梗 15g,姜厚朴 10g,炒杏仁 15g,炙甘草 8g。生姜 4 片,大枣 5 枚为引,3 剂。

煎服方法:水煎服,日 1 剂,早晚饭后 1 小时左右各服 1 次,每次 250～300ml。

2005 年 4 月 11 日二诊:按法服药 3 剂,每次服药后,都有周身微汗。恶寒发热,头身疼痛,鼻塞,流涕已缓解;胸闷、咳嗽有所减轻,吐痰量也减少;唯食欲较差,脉舌无显著改变。

处方:炙麻黄 8g,炒杏仁 15g,川贝母 8g,桔梗 15g,砂仁 8g(后下),陈皮 10g,姜半夏 8g,五味子 6g,炒莱菔子 10g,焦三仙各 10g,炙甘草 6g。3 剂。

药引及煎服方法同前。

2005 年 4 月 15 日三诊:服上方 3 剂后,咳吐已很少,胸膈满闷消失,胃气来复,食欲增加,停止用药。

[按 语]

小青龙汤在《金匮要略》中既治溢饮又治支饮。如原文云:"病溢饮者,当发其汗,大青龙汤主之,小青龙汤亦主之。"又说:"咳逆倚息不得卧,小青龙汤主之。"溢饮也好,支饮也罢,它们的病因病机,都是外寒内饮,表里同病。本案恶寒发热,无汗,头身疼痛,鼻塞,流清涕,脉浮是明显的外寒见症;而胸膈满闷,咳吐大量清稀白痰,舌质淡,苔白滑,脉弦,皆内有痰饮之象。所以该案的病因病机为外寒内饮。投以小青龙汤随症加减,解表散寒,化饮止咳。辨证准确,治则紧扣病机,证宜此方,方宜此证,故而疗效神速。

9. 咳嗽(二)

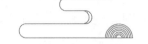

关某,女,48岁,2011年6月20日初诊。

主诉:咳嗽发热2天。

病史:患者自述,有30多年的吸烟史,经常咳吐黄痰。前几天因野外工作感受风热,随即发热,咳嗽,胸部闷痛,吐黄脓痰,自服急支糖浆乏效,故急来就诊。中医查体所见,患者面色潮红,呼吸气粗,胸闷气短,烦躁汗出,口唇干裂,渴欲饮水,咳吐黄黏稠痰,有时带血丝。并伴见咽干口燥,头痛,周身酸困疼痛,舌边尖红,苔白黄厚缺津,脉浮滑数。辅助检查,即时体温38.8℃,听诊两下肺可闻湿啰音,叩之呈浊音,白细胞$15.5×10^9$/L,中性粒细胞百分比80%;胸部CT示:两肺下叶大片致密阴影,提示:两下肺炎症。

辨证:从病史来看,患者有30多年的吸烟史,经常咳吐黄痰,说明肺家素有痰饮。风热犯表,营卫不和,表邪不解,故见烦躁汗出,头痛,周身酸困疼痛,脉浮数等表热外证;风热袭表,肺合皮毛,外邪引动肺家痰饮,内外合邪,热邪充斥内外,肺失宣肃,则有面色潮红,呼吸气粗,口唇干裂,渴欲饮水,胸闷气短,咳吐黄黏稠痰等痰热壅肺之象,有时痰中带血,为热伤肺络所致。舌边尖红,苔白黄厚缺津,脉浮滑数,及辅助检查诸项,可谓风热外袭,痰热壅肺之佐证。所以本案的主要病因病机为风热外袭,痰热壅肺。

治则:疏风清热,化痰止嗽。

方剂:麻杏石甘汤加味。

处方:炙麻黄8g,生石膏30g(先煎),炒杏仁15g,黄芩10g,鱼腥草30g,浙贝母10g,桔梗15g,桑叶15g,薄荷8g(后下),金银花15g,生甘草10g。黄梨半个,大枣4枚为引,3剂。

煎服方法:水煎服,日1剂,早晚饭后1小时左右各服1次,每次250～

300ml。

2011年6月24日二诊：服上方3剂后，烦躁汗出，头痛，周身酸困疼痛等表热证已平，胸闷气短，呼吸气粗也已平稳，但吐痰依然较多，且痰中仍有少量血丝，脉舌变化不大。

处方：炙麻黄8g，生石膏30g（先煎），炒杏仁15g，黄芩10g，鱼腥草30g，浙贝母10g，桔梗15g，葶苈子15g，藕节炭15g，白茅根30g，生甘草8g。7剂。

药引及煎服方法同前。

2011年7月2日三诊：服上方7剂后，咳吐痰量已明显减少，痰中亦无血迹，仍有咽干口燥，口唇干裂，渴欲饮水之症，舌苔已较正常，脉亦不数。

处方：炙麻黄6g，生石膏30g（先煎），炒杏仁15g，黄芩10g，浙贝母10g，桔梗15g，葶苈子15g，麦冬15g，百合30g，知母15g，生甘草6g。7剂。

药引及煎服方法同前。

2011年7月10日四诊：患者自述，诸症全无，已恢复健康状态，唯吸烟时仍有少量黄痰咳出，问是否可以停药？因患者肺中素有痰饮，嘱其长期服用清肺化痰丸为宜。

［按　语］

本案热邪充斥内外，表里同病，且肺中痰热壅盛。故以麻杏石甘汤为主方，辛凉解表，清肺止咳。该案处方又加桑叶、薄荷、桔梗、生甘草，取桑菊饮之义，以增强疏风清热，宣肺止咳之功；加黄芩、浙贝母、鱼腥草、金银花，以增强清热解毒化痰之力。复诊中加藕节炭、白茅根是因为痰中有血；加葶苈子、百合、麦冬、知母以应阴虚痰盛之势。

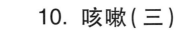

10. 咳嗽（三）

江某，女，52岁，2012年11月20日初诊。

主诉：咳即遗尿1年余。

病史：患者自幼得咳喘之病，时好时坏，一般情况是春夏渐好，秋冬加剧。2年前因哮喘大发作，住院月余，病情好转出院。但出院后经常咳嗽，口中多唾涎沫,吐之不尽。近年来咳即遗尿,小便频数,经常尿裤,痛苦不堪。并伴见四肢不温,背寒冷如掌大,腰腿酸困无力,纳呆,便溏等症。中医查体所见,症如前述,精神痛苦,面色萎黄,舌质淡,苔薄白,脉沉细乏力。

辨证:从病史来看,患者自幼得咳喘病,且春夏渐好,秋冬加重,患者素体阳虚无疑。2 年前因哮喘住院,好转出院后,经常咳嗽,口中多唾涎沫,遗尿,小便数,很像《金匮》所云虚寒肺痿之证,如《金匮》原文云:"肺痿吐涎沫而不咳者,其人不渴,必遗尿,小便数,所以然者,以上虚不能制下故也。此为肺中冷,必眩,多涎唾,甘草干姜汤以温之。"文中所言不咳,后人多认为咳而声微,而以口中多唾涎沫为主症,如周衡就认为肺痿的主症是多唾沫而非咳嗽。另一方面,肺病久延不愈,可致脾、肾俱虚,肾气亏虚,固摄无权,上则咳嗽吐涎沫,下则肢冷遗尿。故本案有云,四肢不温,背寒冷如掌大,腰腿酸困乏力,纳呆,便溏,面色萎黄,舌质淡,苔薄白,脉沉细乏力,此皆脾肾阳气亏虚之象。所以本案的主要病因病机,当属肺肾气虚,上下俱病。

治则:温补肺肾,上下同治。

方剂:甘草干姜汤合肾气丸加减。

处方:桂枝 10g,炮附子 8g,熟地 20g,炒山药 30g,净萸肉 15g,干姜 10g,炙麻黄 8g,红参 10g,黄芪 30g,桑螵蛸 30g,益智仁 15g,炙甘草 10g。大枣 5 枚为引,7 剂。

煎服方法:水煎服,日 1 剂,早晚饭后 1 小时左右各服 1 次,每次 250～300ml。

2012 年 11 月 28 日二诊:遵法服药 7 剂后,咳嗽及口中多唾涎沫明显好转,四肢转温,背寒冷消失,小便次数减少,但仍咳即遗尿,大便正常,饮食尚好。舌质淡红,脉较前有力。

处方:熟地 15g,炮附子 8g,红参 10g,黄芪 30g,生山药 30g,净萸肉 12g,炙麻黄 8g,桑螵蛸 30g,益智仁 15g,覆盆子 15g,金樱子 15g,升麻 10g,炙甘草 8g。7 剂。

药引及煎服方法同前。

2012 年 12 月 6 日三诊:服上方 7 剂后,咳嗽消失,遗尿停止,诸症若失,患者心情大有好转,脉舌已近常人,唯腰腿仍觉酸软无力,嘱其常服金匮肾气丸,巩固治之。1 年后见面谈起咳即遗尿之事,患者笑道,"那是过去,现在早已健康无事。"

[按　语]

《素问·咳论》云："肾咳之状，咳则腰背相引而痛，甚则咳涎。"又云："肾咳不已则膀胱受之，膀胱咳状，咳而遗溺。"本案中医亦称"膀胱咳"。该案仔细辨证后认为其主要病因病机是肺肾气虚，上下俱病。故以甘草干姜汤培土生金，温肺复气；以肾气丸加减，滋肾阴，助肾阳，化生肾气，上下同治，肺肾之气来复，诸症自除。复诊中加红参、黄芪、升麻、金樱子、覆盆子，以益补气塞尿之力。

11. 咳嗽（四）

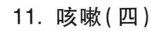

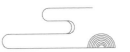

宋某，男，65 岁，退休工人。2015 年 11 月 10 日初诊。主诉：咳嗽痰多，胸闷气短 10 多天。

病史：经常咳嗽，痰多清稀已 10 年余。有抽烟史，今年夏天体检结果提示慢性支气管炎合并轻度肺气肿。最近半个月来咳嗽气短，痰多清稀，纳呆便溏，神疲乏力。所以来请求治疗。伴见形体消瘦，面色㿠白，舌体胖大，舌苔白腻，语音低微，脉搏缓弱。

辨证：舌体胖大，舌苔白腻，脉搏缓弱，纳呆便溏，这是明显的脾气亏虚之象。一方面，脾虚气血之源，形体失养，所以形体消瘦，面色㿠白，神疲乏力，声音低微；另一方面，脾虚生痰，痰饮上逆，迫肺凌心，所以见咳嗽气短，痰多清稀。中医有"脾为生痰之源，肺为贮痰之器"之说，因此，根据脉证病史，中医辨证应当属于：脾肺气虚，痰湿阻滞之咳嗽。

治则：补益脾肺，燥湿化痰，降气止咳。

方药：以三六散[1] 加减。

---

[1] 刘茂林经验方三六散方药组成：红参 10g，炒白术 20g，茯苓 15g，陈皮 10g，姜半夏 8g，炒苏子 12g，炙甘草 10g，炒白芥子 12g，炒莱菔子 12g。大枣 4~5 枚为引。

处方:红参 10g,炒白术 20g,茯苓 15g,陈皮 10g,姜半夏 8g,炒苏子 12g,炒莱菔子 12g,炒白芥子 12g,炙麻黄 10g,炒杏仁 15g,炙甘草 10g。生姜 3 片,大枣 4 枚为引,7 剂。

煎服方法:水煎服,每日 1 剂,早晚饭后 1 小时左右各服 1 次,每次服250~300ml。

2015 年 11 月 18 日二诊:服中药 7 剂后,咳嗽减轻,痰量减少,饮食稍好转,但是大便仍不成形,神疲乏力,诊其舌苔脉象,变化不大。

处方:红参 10g,黄芪 30g,炒白术 20g,茯苓 15g,陈皮 10g,姜半夏 8g,炒苏子 12g,炒白芥子 12g,炙麻黄 10g,干姜 8g,炙甘草 10g。生姜 3 片,大枣 4 枚为引,7 剂。煎服方法同前。

[按 语]

初诊用"三六散"原方加炙麻黄、炒杏仁。"三六散"就是三子养亲汤和六君子汤,三子养亲汤理气化痰以治标,降气消食以治本;六君子汤益气健脾治本,燥湿化痰治标,两方相合,标本兼顾,扶正祛邪,用以治疗脾胃气虚,痰湿阻滞之咳嗽。加炙麻黄、炒杏仁,以增强宣肺理气、化痰止咳之力。二诊咳轻痰减,脉舌无显著变化,但阳气虚弱比较明显,故前方去莱菔子、炒杏仁,加黄芪、干姜,加强温补之力。

12. 咳吐血痰

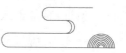

翟某,男,47 岁,许昌农民,1998 年 11 月 24 日初诊。

主诉:咳嗽吐泡沫痰带少量黑血 2 周。

病史:患气管炎并肺气肿 5~6 年,曾经三次大吐血,有 20 多年的吸烟史,至今未戒烟。经当地医院检查不但有气管炎和轻度肺气肿,更重要的是有支气管扩张症。第三次大口吐血发生在 2 周前。用止血药和消炎药治疗后大量吐血已止,咳嗽吐痰也有减轻。但自己对反复吐血心有余悸,并听说支气管扩张症不易治愈,且以后还会大吐血,特来郑州,请中医调治。问其现状,自述经常咳嗽,吐泡沫黏痰,有时痰中带有少量黑血,胸闷气短,神疲乏力,体倦少食。

观其舌体胖,舌质淡,苔白腻,脉濡滑。

辨证:本案患者有 20 多年的吸烟史,且至今未戒,机体受害,肺首当其冲,两肺经检查,有明确的气管炎、轻度肺气肿和支气管扩张症,可作中医辨证的参考。刻下症状,经常咳嗽,吐泡沫黏痰,痰中带少量黑血,胸闷气短,神疲乏力,体倦少食是脾肺气虚、痰湿阻滞所致。痰湿阻肺,血行受阻,加之脾虚不能统血,故有时痰中带少量黑血。舌体胖,舌质淡,苔白腻,脉濡滑,皆脾虚痰湿壅盛之象。据此脉证病史,中医辨证其主要病因病机是脾肺气虚,痰湿阻肺,血气外溢。

治则:培土生金,止咳化痰,兼以止血。

方药:二三四汤[1] 加味。

处方:党参 20g,炒白术 15g,白茯苓 15g,橘红 10g,清半夏 6g,炒苏子 12g,炒莱菔子 10g,炒白芥子 10g,川贝母 8g,炒杏仁 15g,阿胶珠 10g,炙甘草 8g。生姜 3 片,大枣 4 枚为引。7 剂。

煎服方法:水煎服,日 1 剂,早晚饭后 1 小时左右各服 1 次,每次 250～300ml。

1998 年 12 月 1 日二诊:服上方后咳吐减轻,痰中已不带血,胸闷有所缓解,仍体倦乏力食少,舌苔无显著改变,脉较前有力。

处方:党参 15g,炒白术 15g,白茯苓 15g,橘红 10g,清半夏 6g,炒苏子 12g,炒莱菔子 10g,炒白芥子 10g,川贝母 8g,炒杏仁 15g,砂仁 8g(后下),炙黄芪 30g,炙甘草 8g。生姜 3 片,大枣 4 枚为引。7 剂。煎服方法同前。

1998 年 12 月 17 日三诊:自述服上方 7 剂后,在许昌又取上方 7 剂服之,现在诸症已除,饮食精神都已明显好转,要求巩固治疗。处方:上方 7 剂混合研磨成细粉,加等量蜂蜜为丸,每丸 9g 重,每日早中晚饭后 1 小时左右,各服两粒。

之后患者来述,上方 1 剂丸药,服了 2 个多月,自己以上方又配丸剂 1 剂,

---

[1] 刘茂林经验方二三四汤方药组成:党参 15g,炒白术 15g,茯苓 15g,陈皮 10g,半夏 8g,炒苏子 15g,炒白芥子 12g,炒莱菔子 10g,炙甘草 10g。生姜 3 片、大枣 4 枚为引。

现已近半年无疾。

[按　语]

　　关于本案的治疗,二三四汤,是二陈汤、三子养亲汤和四君子汤的复方。①二陈汤为燥湿化痰的代表方。②三子养亲汤,以温肺化痰、降气消食为主攻方向,为治痰壅气逆食滞之妙方。③四君子汤,以益气健脾为特长,为治疗脾胃气虚的基本方,脾胃康健既能开发气血之源,又能截止生痰之源。可见二、三、四汤恰投脾肺气虚、痰湿阻滞之主要病因病机。④本案在主用二三四汤的基础上,首方又加了川贝母、炒杏仁、阿胶珠,以增强宣肺止咳、理气止血之功。二诊时血已止,但仍乏力少食,故去阿胶珠,加砂仁、黄芪,加强益气和胃消食之力。

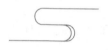

13. 咳嗽咯血

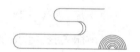

　　侯某,女,56岁,退休工人,2011年9月19日初诊。

　　主诉:咳嗽,吐黄痰带血2月余。

　　病史:患慢性支气管炎已10多年,2个月前因咳嗽大吐血住院治疗,院方经过检查,认为是肺部感染,慢性阻塞性肺疾病,肺气肿并支气管扩张。消炎,止血,畅通呼吸道等治疗,好转出院。但出院后仍不断咳嗽,吐黄痰带少量鲜血,胸部闷痛,五心烦热,口干咽燥,尿黄便干,精神烦躁,想找中医慢慢调治。余观其面色潮红,神情烦闷,舌质较红,苔黄缺津,脉弦滑数。

　　辨证:从病史来看,患者罹患慢性支气管炎已十多年,此次住院诊断为肺炎、慢性阻塞性肺疾病合并支气管扩张。经控制感染、止血等治疗,肺部炎症和大口吐血已经好转,但仍咳嗽吐黄痰带少量鲜血,胸部闷痛,五心烦热,口干咽燥,尿黄便干,神情烦躁。皆阴虚肺热,热在上焦,灼伤肺络,热邪下迫大小肠;中医望诊,面色潮红,精神烦闷,为火性炎上,熏灼心肺所致;舌质较红,苔黄缺津,脉弦滑数皆阴虚热盛之象。综上所述,本案的主要病因病机当属阴虚内热,热伤肺络。

　　治则:养阴清肺,止咳止血。

方药：二参三鲜饮[1]加减。

处方：南北沙参各30g，鲜藕片60g（自备），鲜芦根60g（自备），鲜茅根60g（自备），金银花15g（后下），黄芩10g，川黄连3g，大黄8g，浙贝母10g，炒杏仁15g，桔梗15g，生甘草10g。7剂。

时值深秋季节，鲜藕到处都能买到，患者爱人是退休工人，对芦根和白茅根都认识，并说黄河边上有，完全可以自备。

煎服方法：水煎服，日1剂，早饭前、晚饭后0.5～1小时，各服1次，每次250～300ml。

2011年9月26日二诊：服上方7剂后，咳嗽吐痰明显减轻，胸闷烦躁、咽燥、便干都有好转，唯有痰中还有少量鲜血，自己比较害怕，面色正常，舌脉变化不大。

处方：南北沙参各30g，鲜藕片60g（自备），鲜芦根60g（自备），鲜茅根60g（自备），阿胶珠10g，黄芩10g，黄连3g，大黄8g，浙贝母10g，炒杏仁15g，桔梗15g，生甘草10g。7剂。煎服方法同前。

2011年10月3日三诊：上方7剂后，总体向好，特别是痰中已无血迹，患者心情大有好转，舌质淡红，苔薄白微黄，津液已生，脉较前缓和。

处方：南北沙参各15g，鲜藕片30g（自备），鲜芦根30g（自备），鲜茅根30g（自备），百合30g，黄芩10g，黄连3g，大黄6g，浙贝母10g，炒杏仁15g，桔梗15g，生甘草6g。7剂。煎服方法同前。

2011年10月10日四诊：服药3周后诸症悉除，但患者在住院期间得知本病的严重性，所以要求继续巩固治之。

处方：南北沙参各15g，藕片15g，芦根15g，白茅根15g，百合30g，黄芩10g，黄连3g，大黄6g，浙贝母10g，炒杏仁12g，桔梗10g，生甘草6g。7剂，混合研磨成细粉状与等量蜂蜜为丸，每丸9g重，早中晚饭后1小时各服2丸。共服2个半月，病情稳定。

---

[1] 刘茂林经验方二参三鲜饮方药组成：南北沙参各30g，鲜藕片60g，鲜芦根60g，鲜茅根60g，金银花15g，连翘15g，黄芩10g，浙贝母10g，苦杏仁15g，苦桔梗15g，生甘草10g。

后又疏上方丸剂一剂,服近3个月,一如常人,停止用药。

[按 语]

本案咳嗽、咯血的主要病因病机是阴虚内热,热伤肺络。治当养阴清肺、止咳止血为法。二参三鲜饮的主药,即南北沙参、鲜藕片、鲜芦根、鲜茅根。以上五物皆属凉润之品,且色白入肺,质松中空,宣通肺气,又有行气止血之功,恰投阴虚内热、热伤肺络之主要病机。张锡纯以鲜茅根合鲜藕片名为"二鲜饮",治虚劳,痰中带血。并说:"茅根善清虚热而不伤脾胃,藕善化瘀血兼滋新血,合用之为涵养真阴之妙品。"《本草经疏》说:"藕,生者甘寒,能凉血止血,除热清胃,故主消散瘀血。"《本草求原》载:"白茅根……生肺津以凉血,为血热妄行上下诸失血之要药。"张锡纯又说,芦苇之根,"其性凉能清肺热,中空能理肺气,而又味甘多液,更善滋阴养肺……其性颇近茅根,凡当用茅根而无鲜者,皆可以鲜芦根(即鲜苇根)代之也。"可见以上五味治疗阴虚内热、热伤肺络之咳嗽咯血,实至名归。

关于复诊中,为止血用了阿胶珠,血止后又改用百合,自有其妙,百合实能滋养心肺,益气安神,亦为治疗阴虚内热、热伤肺络之妙药。

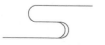
14. 咳喘（一）
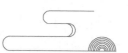

毛某,男,73岁,2003年12月11日初诊。

主诉:咳喘加重2~3天。

病史:患者自述有40多年吸烟史,3年前因查出有慢性阻塞性肺疾病,肺气肿,肺大疱,肺心病,呼吸极度困难而戒烟。戒烟后,饮食尚可,小便淋沥不尽,大便溏。近年来反复感冒,咳喘,发热,已住院3次,因惧怕打针之苦,故这次感冒咳喘想请中医治之。中医查体所见,问其所苦,言咳喘,吐大量清稀泡沫白痰,喉中似有水鸡之声,胸部满闷,不能平卧,头身疼痛,低热3天。听诊两肺布满湿啰音,叩之浊音,心律不齐。望诊、切诊所见面容消瘦,舌体胖黯,舌苔白滑,脉浮滑稍紧。

辨证:从病史来看,患者有40多年的吸烟史;3年前就发现有肺气肿,慢性阻塞性肺疾病,肺心病等。中医认为久病多虚,肺病日久,肺气亏虚,肺又与卫气相通,故肺气不足,卫外失固,因而反复感冒、咳喘,所以 1 年之中 3 次住院就不足为奇了。肺又为贮痰之器,肺病日久,肺内多有留痰、伏饮,风寒闭阻卫阳,营卫壅滞,故见头身疼痛、发热等外感表证;外感引动内饮,内外合邪,寒水相搏,壅滞于肺,肺失宣肃,肺气上逆则咳喘,痰多清稀,气促痰鸣,故喉中似有水鸡声。寒为无形之阴邪,其性收引凝滞;饮为有形之阴邪,易伤阳气,易阻气机,故寒饮壅肺,则胸部满闷,不能平卧;两肺布满湿啰音,叩之浊音,舌体胖黯,舌苔白滑,脉浮滑紧,可为外寒里饮,里饮较重的佐证。所以本案的主要病因病机当属外寒里饮,里饮较重。

治则:宣肺散寒,降逆化痰,止咳平喘。

方济:射干麻黄汤加减。

处方:射干 15g,炙麻黄 8g,炙紫菀 15g,炙款冬花 15g,炒杏仁 15g,姜半夏 8g,五味子 10g,川贝母 8g,炙甘草 10g。生姜 4 片,大枣 5 枚为引,7 剂。

煎服方法:水煎服,日 1 剂,早晚饭后 1 小时左右各服 1 次,每次 250~300ml。

2003 年 12 月 18 日二诊:患者心情较好,自诉服上方 3 剂药后,头身疼痛、低热已解,咳喘和喉中水鸡声明显减轻;7 剂药尽,已能平卧,但胸部满闷,咳吐清稀白痰无明显改变,脉舌亦未见明显变化,看来有必要加强理气、化痰之力。

处方:姜厚朴 15g,炙麻黄 8g,炙紫菀 15g,炙款冬花 15g,炒杏仁 15g,细辛 5g,姜半夏 8g,川贝母 8g,炒白芥子 12g,炒苏子 15g,炙甘草 10g。生姜 4 片,大枣 5 枚为引,7 剂。煎服方法同前。

2003 年 12 月 25 日三诊:复诊时,患者的老伴儿抢着说,以前不知道中医治咳喘效果这么好,只知道一犯咳喘病就住医院,他的血管不好找,自己遭了不少罪,也没少让护士为难,实践证明咳喘病吃中药效果相当好,又没有什么痛苦,这次一定要用中医药把他的咳喘病治好。患者自述,现在咳喘已基本平息,吐痰也很少了,且吐之顺利,患者再三表示,愿意用中医药把自己多年的咳喘病彻底治愈。效不更方,上方又开 7 剂,巩固治之。

［按　语］

关于本案病机病因的讨论:该案的主症是咳喘,吐大量清稀泡沫的痰,喉中似有水鸡之声。《金匮要略》云："咳而上气,喉中水鸡声,射干麻黄汤主之。"水鸡即田鸡,喉中水鸡声,是说喉中痰鸣声连连不断,好似田鸡的叫声,这个典型症状的产生,提示喉中痰多而清稀,为痰阻气道,气促痰鸣所致,是寒饮阻滞于肺的明证。如《素问·至真要大论》曰："诸病水液,澄澈清冷,皆属于寒。"头身疼痛提示有外感风寒表证,故本案的主要病因病机当属外寒里饮,里饮较重。

　　关于本案的治疗:射干麻黄汤是温肺散寒、降逆平喘之剂。故初诊表解之后,即加强了温肺化痰之力。所以二诊时去掉了药性苦寒的射干和收敛肺气的五味子;增加了厚朴、细辛、炒苏子、炒白芥子,以加强宽胸理气、化痰平喘之功。综观本案之治,是表里同治,以治里为主;寒温并用,以温里为要。药合病机,其效自显。

15. 咳喘（二）

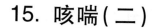
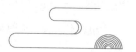

张某,女,56岁,2014年6月19日初诊。

主诉:咳喘加重3天。

病史:有哮喘症20余年。半年前又发现左肺下叶有纤维化征,左肺上叶有小钙化灶;右下肺感染住院治疗2~3次,病情反反复复,时好时坏。医生交代,病情好转,即可出院,彻底治愈是不可能的。出院后这2个多月,经常感冒,一感冒就咳喘,到医院就是对症治疗,没有什么好办法,大概是用了不少激素类药,脸都浮肿了。这次感冒后,咳喘又加重,想请中医看看。中医查体所见,面部黄胖浮肿,呼吸张口抬肩,发热恶寒,喉中痰鸣,吐之不利;听诊两肺满布哮鸣音,口唇发绀,声音嘶哑,痛苦病容。问其主要痛苦,述咳喘,呼吸困难,胸闷胀满,烦躁不安。望其舌质较红,舌苔白滑,脉来浮滑稍数。

辨证:病史提示,患者有哮喘病20余年。明·张介宾说："喘有夙根,遇寒即发,或遇劳即发者,亦名哮喘。"介宾所言夙根,即哮喘患者肺内所藏之伏痰留饮也;遇寒冷即发者,即外感内饮合邪也。发病时喉中痰鸣,吐之不利,两肺满布哮鸣音,可为肺内有伏痰留饮之佐证;喉中痰鸣是寒饮壅滞于肺,痰阻气道,气触痰鸣所致。寒痰阻肺,肺失宣肃,肺气上逆,故咳喘,呼吸困难,胸闷胀满;痰饮壅肺,郁久化热,上扰神明,则烦躁不安;脉浮,发热恶寒,是风寒束表,卫阳被遏之象;舌质较红、舌苔白滑、脉滑稍数是痰饮郁久化热之证。故本案的主要病因病机为外寒内饮,邪实气闭,郁而化热,饮重于热。

治则:化饮解表,清解郁热,止咳平喘。

方剂:小青龙加石膏汤加减。

处方:炙麻黄8g,桂枝10g,干姜10g,细辛5g,姜厚朴12g,姜半夏10g,炒杏仁15g,五味子10g,生石膏30g(先煎),炙甘草8g。黄梨或白梨半个,大枣4枚为引,3剂。

煎服方法:水煎服,日1剂,早晚饭后1小时左右,各服1次,每次250～300ml。

2014年6月22日二诊:服上方3剂后,表证已解;咳喘明显减轻,呼吸比较平稳,胸闷胀满也有好转;饮食尚可,但喉中仍有痰鸣,心烦不安,舌苔较好,脉滑稍数。治当加强宣肺化痰、养心安神之力。

处方:炙麻黄8g,干姜10g,细辛5g,姜厚朴12g,姜半夏10g,炒杏仁15g,炒苏子15g,生石膏30g(先煎),淮小麦30g,炙百合30g,炙甘草10g。7剂。

药引及煎服方法同前。

2014年6月29日三诊:服上方7剂后,咳喘平息,胸闷胀满、烦躁已除,诸羔悉平。因半年前肺部检查,提示左肺下叶有纤维化,加之哮喘不断发作,患者及其家属要求赐方长期巩固治之。

处方:炙麻黄6g,干姜8g,细辛5g,姜厚朴10g,姜半夏8g,炒杏仁15g,川贝母10g,炒莱菔子10g,百合30g,五味子10g,炙甘草10g,大枣15g。5剂。

炮制及服法:上方5剂,混合研磨成细粉状,加等量蜂蜜为丸,每丸9g重,早、中、晚饭后1小时左右各服1丸,约服45天。2个月后来述,上方丸药吃了将近2个月,效果挺好,又开一料巩固治之。

［按　语］

对该案病因病机探讨:本患者咳喘的病因病机比较复杂,首先是有20余年的哮喘病史,当知肺内素有伏痰留饮;今脉浮,发热恶寒,提示有外感风寒,内外合邪,郁而化热,邪实气闭,痰热上扰于心肺,故见咳喘,胸闷,心烦不安。所以本案的主要病因病机当属外寒内饮，邪实气闭，郁而化热，饮重于热。

关于本案的治法：治法应和病机，用药当中肯綮。小青龙加石膏汤，本为化饮解表、清解郁热之方，鉴于该案咳喘较甚，呼吸困难，胸闷胀满明显，所以初诊用方即去掉了阴柔酸敛之芍药，加厚朴、杏仁以增强降逆除满、止咳平喘之力。当复诊中发现喉中痰鸣仍在，心烦不安未除时，又去掉了酸收之五味子，增加了苏子、小麦、百合以取应病情变化。统观本案之治，亦属表里同治，以里为主；寒温并用，以温为要，从而也体现了《金匮要略》所谓"病痰饮者，当以温药和之"之理；但又不失中医辨证论治之法。

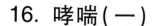

16. 哮喘（一）

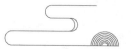

李某，女，46岁，2009年5月10日10时初诊。

主诉：其爱人代述，哮喘发作4个多小时。

病史：有哮喘病史30余年，前些天在上海旅游时又发病，用药后缓解。在来郑州旅游的途中又发作，至今已4个多小时。现症：患者被搀扶入诊室，面色青紫，口唇发绀，喉中痰鸣，声如拽锯，张口抬肩，呼吸极度困难，表情痛苦，心情烦躁，咳吐少量黄痰，不易咳出，口渴饮冷，头身疼痛，食盐即犯病。舌质黯红，苔白黄腻，脉浮滑数。辅助检查，胸片示：慢性支气管炎合并肺气肿，两肺下部感染；血常规示：白细胞$14.25×10^9/L$，中性粒细胞$5.8×10^9/L$，中性粒细胞百分比为85.58%；体温38.4℃。听诊：两肺满布哮鸣音和部分湿啰音。拟为慢性支气管炎合并肺部感染引发哮鸣。

辨证：患者有哮喘病史已30多年，今又急性发作4个多小时，因呼吸极度困难，故有明显的缺氧现象，如面色青紫，口唇发绀，舌质黯红等，中医认为属气滞血瘀之象；喉如痰鸣，声如拽锯，张口抬肩，是典型的哮喘症状；喉中痰鸣，咳吐黄痰，不易咳出，舌红、苔黄，脉滑数，皆为痰热壅盛之状；食盐即犯病为本案哮喘的突出特点。再参考听诊、体温和现代辅助检查结果，辨证为哮喘急性发作。其主要病因病机是痰热壅肺，气逆而喘。

治则：清肺化痰，理气平喘。

方剂:麻杏葶贝龙石汤[1]加减。

处方:葶苈子 15g(包煎),浙贝母 10g,炙麻黄 8g,炒杏仁 15g,地龙 15g,黄芩 10g,生石膏 30g(先煎),苇根 30g,鱼腥草 30g,蝉蜕 10g,薄荷 8g(后下),炙甘草 6g。3 剂。

煎服方法:水煎服,日 1 剂,早晚饭后 1.5 小时左右各服用 1 次,每次 250~300ml。

配合阿奇霉素、地塞米松 5mg 静脉滴注每日 1 次,连用 3 日。

2009 年 5 月 12 日 15 时二诊:静脉注射 1 次,服药 1 次后,哮喘发作停止,体温 37℃,面色变红润,呼吸平稳,精神好转,心情也较好,少量进食,脉较缓和,舌苔无显著变化。

处方:中药上方继续服药,次日开始静脉滴注时,地塞米松减量。

2009 年 5 月 15 日三诊:药后呼吸平稳,心情安静,咳吐明显减少,头身疼痛已止,饮食有所好转,体温正常,脉舌亦较正常,听诊哮鸣音明显减少,部分湿啰音消失。

处方:葶苈子 15g(包煎),浙贝母 10g,炙麻黄 8g,炒杏仁 15g,地龙 15g,黄芩 10g,生石膏 30g(先煎),芦根 30g,鱼腥草 30g,藕节 15g,厚朴 10g,炙甘草 6g。3 剂。

煎服方法同前,停用西药。

2009 年 5 月 18 日四诊:服药后呼吸较前好转,喉中时有痰鸣音,生活可自理。脉较无力,舌体胖,舌质黯红,苔薄白。血常规正常。胸透轻度肺气肿,余皆正常。

处方:太子参 15g,炒白术 15g,茯苓 15g,陈皮 10g,姜厚朴 10g,炙麻黄 8g,细辛 5g,川贝母 10g,葶苈子 15g(包煎),前胡 10g,桔梗 15g,地龙 15g,炒苏子 12g,炒莱菔子 20g,炙甘草 6g。7 剂。

煎服方法同前。

---

[1] 刘茂林经验方麻杏葶贝龙石汤方药组成:西洋参 10g,生白术 15g,茯苓 15g,黄芩 10g,炙麻黄 8g,炒杏仁 15g,葶苈子 15g,浙贝母 10g,地龙 15g,生石膏 30g,生甘草 10g,黄梨或白梨半个,大枣 5~6 枚为引。

配合泼尼松片,每日早饭后 1 小时左右服,1 次 10mg。

2009 年 5 月 26 日五诊:服药 1 周后,状态良好,饮食增加,活动量日渐增大,可以自己买菜做饭。

随访 1 年后,电话告知,自中西药治疗后,又服中药 3 个月,隔日早饭后服泼尼松 10mg 半年,迄今未见发作。

[按 语]

该案来诊所见:面色青紫,口唇发绀,喉中痰鸣,声如拽锯,张口抬肩,呼吸极度困难,是典型的哮喘发作期表现;咳吐黄痰,不易咳出,舌红,苔黄,脉滑数,是肺经郁热、痰热壅盛之象。有形之痰与无形之热结于肺部,痰祛则热无所依,其病易愈,故以祛痰为要,以麻杏葶贝龙石汤加减,清热化痰,理气平喘。又因哮喘病久,久病入络,多兼气滞血瘀,因此本案重用地龙活血通络,清热止痉,又能畅通呼吸道,对哮喘病久者,具有良好的平喘之功。

从化验结果,参考胸片、体温和听诊情况,西医学认为本哮喘发作,是因肺部细菌感染所致,故急用抗生素加激素效果良好。另外本案的诊断和治疗,充分发挥了中西医合诊合治的优势。刘老多次申明,只要诊断病性病位明确无误,治疗用药不分中西。

17. 哮喘(二)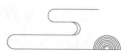

张某,男,57 岁,2014 年 2 月 10 日初诊。

主诉:患者自述哮喘反复发作已半月余。

病史:患哮喘病 10 余年,近 5~6 年来,病情逐渐加重,每遇寒冷、劳累即加重,夏季较轻,冬季较重。现症:咳嗽,吐白稀痰,胸闷气短,呼吸困难,动则加重,经常喉中痰鸣如水鸡声,恶寒,四肢厥冷,周身酸困疼痛,哮喘呈阵发性发作,面色微黄,消瘦,舌体较大,边有齿痕,舌质淡红,苔薄白多津,脉沉细缓。

辨证:患者有哮喘病已 10 多年,遇寒、劳累加重,夏季较轻,冬季加重,对病史的总体印象是:久病多虚的虚寒型哮喘。从现症分析,患者喉中痰鸣如水鸡声,是气促稀痰所发出的声音,所以有吐白稀痰之状。《素问·至真要大论》云:"诸病水液,澄澈清冷,皆属于寒。"寒痰阻肺,肺失宣肃,故有咳嗽,胸闷气短,呼吸困难,而见阵发性哮喘;面色微黄,舌体较大,边有齿痕,舌淡,苔白多津,脉沉细缓,是脾虚生痰,痰湿阻滞,母病及子,脾肺气虚之象,气属阳,脾肺阳气不足,气血推动无力,故有周身酸困疼痛,里阳虚,四肢为诸阳之本,故见恶寒,四肢厥冷,所以综观本案,哮喘的主要病因病机为脾肺气虚,寒痰阻滞。

治则:温补脾肺,化痰平喘。

方剂:六姜麻杏辛贝蚣子汤[1]加减。

处方:红参 10g,炒白术 15g,茯苓 15g,陈皮 10g,姜半夏 8g,干姜 10g,炙麻黄 8g,细辛 5g,炒杏仁 15g,川贝母 10g,蜈蚣粉 3g(冲服),炒白芥子 10g,荆芥 10g,防风 10g,炙甘草 10g。生姜 3 片,大枣 4 枚为引,7 剂。

煎服方法:水煎服,日 1 剂,早晚饭后 1.5 小时左右各服 1 次,每次 250~300ml。

2014 年 2 月 18 日二诊:服上方 7 剂后,恶寒怕冷明显减轻,身困疼痛已解除,但发作时仍需吸入剂治疗才能缓解。舌脉依旧。

处方:红参 10g,炒白术 15g,茯苓 15g,陈皮 10g,姜半夏 10g,炒枳壳 10g,干姜 10g,炙麻黄 8g,细辛 5g,炒杏仁 15g,川贝母 10g,蜈蚣粉 3g(冲服),炒白芥子 10g,炙甘草 10g。生姜 3 片,大枣 4 枚为引,7 剂。

煎服方法同前。并嘱其配合西药醋酸泼尼松片,每日早饭后 1 小时左右服 10mg,禁食生冷和鱼虾,适当锻炼。

2014 年 3 月 5 日三诊:照上方服药后,哮喘未再发作,也未用吸入剂,胸闷气短明显好转,上楼或活动时,喉中仍有哮鸣音,吐白色泡沫痰较多,脉舌较前有所好转。

处方:上方继服 15 剂,继续服用泼尼松片。

---

[1] 刘茂林经验方六姜麻杏辛贝蚣子汤方药组成:红参 10g,炒白术 15g,茯苓 15g,陈皮 10g,姜半夏 8g,干姜 10g,炙麻黄 10g,炒杏仁 15g,细辛 5g,川贝母 10g,蜈蚣粉 2g(冲),炒白芥子 10g,炙甘草 10g。生姜 3~4 片,大枣 4~5 枚为引。

2014年3月26日四诊:病情较前大有好转,哮鸣音明显减少,脉舌已近常人,唯白色稀痰仍然较多。

处方:红参10g,炒白术15g,茯苓15g,陈皮10g,姜半夏8g,姜厚朴15g,炒苏子12g,干姜10g,炙麻黄8g,细辛5g,炒杏仁15g,川贝母10g,蜈蚣粉3g(冲服),炒白芥子10g,炙甘草10g。生姜3片,大枣4枚为引,30剂。

煎服方法同前。泼尼松片每日10mg,服用时间同前。

2014年5月2日五诊:有时口干,白黏痰较多,但哮喘未犯,其他无明显不适。

处方:红参10g,炒白术20g,茯苓20g,陈皮10g,姜半夏8g,姜厚朴15g,炒苏子12g,炒莱菔子10g,炙麻黄8g,细辛5g,炒杏仁15g,川贝母10g,蜈蚣粉3g(冲服),炒白芥子10g,炙甘草10g。生姜3片,大枣4枚为引,30剂。

煎服方法同前。西药配合同前。

2014年6月15日六诊:自觉已如常人,基本治愈。

处方:将上方6剂混合研磨细粉状,与等量蜂蜜为丸,每丸9g重,早晚饭后1.5小时左右各服1丸,连服2个多月。并嘱其将醋酸泼尼松片改为隔日口服10mg,服用时间同前。

[按　语]

"六姜麻杏辛贝蚣子汤",本方为创新方,用以作为治疗脾肺气虚、寒痰阻肺型哮喘的代表方。本方由六君子汤加干姜、炙麻黄、炒杏仁、细辛、川贝母、炒白芥子、蜈蚣粉共十三味药物组成,其主要功效为温补脾肺,化痰平喘,对肺脾气虚、寒痰阻肺型哮喘疗效显著。

白芥子和蜈蚣粉在本方中的特殊功效,值得予以特别关注。白芥子能剔除内外寒痰留饮,并能畅通呼吸道,对解除本型哮喘,有痰去喘自安之功。如朱丹溪所说:"痰在胁下及皮里膜外,非白芥子莫能达。"蜈蚣辛温,性善走窜,凡气血凝聚之处,皆能开之。本型哮喘,久病入络,多兼肺络痹阻之证,加入本品,确有立竿见影之效。

对既往用过大量激素的哮喘患者,无论何型,单用中药无效者,可每日配合应用醋酸泼尼松片10mg,既无全身毒副作用,又对哮喘缓解期的中医治疗大有裨益,从而体现了中西医合诊合治的优越性。

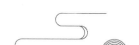

18. 哮喘（三）

沈某,女,34 岁,2010 年 4 月 8 日初诊。

主诉:哮喘加重 30 天。

病史:11 岁时因受风寒而得哮喘病,之后每逢春季,百花盛开之时,则哮喘频发。20 岁结婚后至 31 岁,无明显发作。3 年前因家务而生气后,又犯哮喘,经当地医院治疗乏效。现症:右胁下隐痛,胸闷气喘,腹胀便溏,烦躁易怒,干咳少痰,时发时止。在郑州某医院胸片示:慢性支气管炎,轻度肺气肿,右上肺有一钙化斑。中医查体所见:舌体较胖,舌质黯红,苔薄白中后微黄,脉浮弦稍数。

辨证:患者 11~20 岁时,每逢春暖花开时频发哮喘,提示有明显的过敏性哮喘史。3 年前因家务而生气后旧病复发,说明因怒气伤肝,肝郁气滞,故而烦躁易怒,右胁下隐痛;肝气郁结,化火生风,肝经风火,上干于肺,炼津为痰,阻塞气道,肺失宣肃,则气逆咳喘,吐少量痰;舌质红,苔微黄,脉弦数,均为肝火灼肺之象;风为阳邪,善行数变,故有哮喘时发时止之征;腹胀便溏,舌体较胖,为脾气虚弱之特征。综观本案哮喘,总的病因病机当属脾虚肝郁,风痰袭肺致。

治则:健脾疏肝,化痰平喘。

方剂:五胡麻杏僵贝苍防汤[1]加减。

处方:西洋参 10g,茯苓 15g,白术 20g,陈皮 10g,柴胡 10g,黄芩 10g,炙麻黄 8g,炒杏仁 15g,僵蚕 10g,浙贝母 10g,炒苍耳子 12g,防风 10g,炙甘草 8g。黄梨或白梨半个,大枣 4 枚(劈开)为引,7 剂。

煎服方法:水煎服,日 1 剂,早晚饭后 1.5 小时左右各服 1 次,每次 250~300ml。并嘱其每日早饭后半小时服泼尼松片 10mg。

---

[1] 刘茂林经验方五胡麻杏僵贝苍防汤方药组成:西洋参 10g,茯苓 15g,生白术 20g,陈皮 10g,柴胡 10g,黄芩 10g,炙麻黄 8g,炒杏仁 15g,僵蚕 10g,浙贝母 10g,苍耳子 12g,防风 10g,生甘草 8g。大枣 4 枚为引。

2010 年 4 月 16 日二诊:遵医嘱服中西药后,哮喘没有发作,腹胀、便溏也有所好转,但烦躁易怒,右胁下隐痛依然如故。舌质较正常,脉已不数。

处方:西洋参 10g,茯苓 15g,白术 20g,砂仁 8g(后下),陈皮 10g,柴胡 10g,炙麻黄 8g,炒杏仁 15g,僵蚕 10g,浙贝母 10g,当归 15g,白芍 30g,炙甘草 8g。15 剂。药引及煎服方法和配合西药同前。

2010 年 5 月 4 日三诊:服上方半月后,哮喘未犯,右胁下隐痛也已经缓解,精神明显好转。守前方又服 15 剂,泼尼松片改为隔日服 10mg,巩固治疗。

[按 语]

关于"五胡麻杏僵贝苍防汤":"五"是指五味异功散,取其益气健脾、行气化痰之义。本案五味异功散中的人参,用了西洋参,取其益气养阴、清热生津之功,以应风痰袭肺,风为阳邪,易化燥化热之机。"胡"是指方中柴胡配黄芩,为小柴胡汤之主药,能疏肝清热,以断肝郁化火生风之源。炙麻黄、炒杏仁、浙贝母,后两味为止咳化痰平喘药,麻黄炙用除解表外,同时具有宣肺平喘之功,三物合力,宣肺止咳化痰平喘之力更强。苍耳子、僵蚕、防风,其中苍耳子合防风,既有祛风解痉之力,又有通窍胜湿缓急之功,亦为目前中药抗过敏之主药,这里要特别指出的是僵蚕在本方中之妙用,本品辛咸性平,既能祛风清热,息风解痉,又能化痰散结,疏通经络,缓解拘急之势。故对肺病日久,由气及血,久病入络,风邪缠恋,胶痰留饮,气道痉挛而喘者,实有奇功。

19. 痰饮

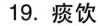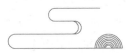

白某,女,46 岁,2011 年 2 月 10 号初诊。

主诉:咳嗽气喘,胸闷气短,加重半月余。

病史:1 个月前因咳嗽,在某医院住院 20 余天,出院诊断为咳嗽继发哮喘。出院后不断咳嗽气喘,胸闷气短,痰多清稀,纳呆便溏,动则加重,近半月来天气较冷,病情越来越重。中医查体症见:患者面色㿠白,语音低微,舌体较胖,舌质黯淡,苔薄白腻,脉缓而濡。

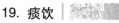

辨证:从本案主症来看,咳嗽气喘,胸闷气短,其病位应与肺有关;而从痰多清稀、纳呆便溏观之,其病性当为脾胃气虚,脾虚生痰,寒痰阻滞。再从四诊合参,面色㿠白,语音低微,舌体较胖,舌质黯淡,苔薄白腻,脉细而弱,皆脾肺气虚,痰湿阻滞之象,故本案的主要病因病机当属脾肺气虚,寒痰阻滞之痰饮证。

治则:益气健脾,温肺化痰。

方剂:三六散[1] 加减。

处方:红参 10g,黄芪 30g,炒白术 20g,茯苓 15g,砂仁 8g(后下),陈皮 10g,姜半夏 8g,炒苏子 15g,炒莱菔子 12g,炒白芥子 10g,炙甘草 8g。生姜 3 片,大枣 4 枚为引,7 剂。

煎服方法:水煎服,日 1 剂,早晚饭后 1 小时左右各服 1 次,每次 250～300ml。

2011 年 2 月 18 日二诊:胸闷气短明显好转,食欲有所增加,大便已较成形;但仍咳嗽气喘,清稀痰多,吐之不利,脉舌未见明显改变。

处方:红参 10g,黄芪 30g,炒白术 20g,茯苓 15g,砂仁 8g(后下),陈皮 10g,姜半夏 8g,炒苏子 15g,炒莱菔子 10g,炒白芥子 12g,干姜 10g,细辛 5g,川贝母 10g,炒杏仁 15g,炙甘草 8g。7 剂。

药引及煎服方法同上。

2011 年 2 月 25 日三诊:咳嗽气喘,胸闷气短均已好转,特别是痰变得较稠,但吐之顺利,声音底气较前足了,患者感到已全面好转,要求巩固治疗。

处方:上方 7 剂,巩固治之。

[按 语]

三六散,即三子养亲汤与六君子汤的合方。三子养亲汤(炒苏子、炒莱菔子、炒白芥子),取其温肺化痰、降气消食之用,此三物的主攻方向为降气化痰以治标;合六君子汤(人参、白术、茯苓、炙甘草、陈皮、半夏),益气健脾,燥湿化

---

[1] 刘茂林经验方三六散方药组成:红参 10g,炒白术 20g,茯苓 15g,陈皮 10g,姜半夏 8g,炒苏子 12g,炙甘草 10g,炒白芥子 12g,炒莱菔子 12g。大枣 4～5 枚为引。

痰,本方中人参用了红参,又合黄芪、炒白术、姜半夏,皆可增强益气健脾、燥湿化痰之功,以治其脾肺气虚之本。

《金匮要略》说:"病痰饮者,当以温药和之。"此指广义痰饮的治疗大法。"三六散"可谓温药和之的具体运用,本方既能治狭义痰饮,又能治悬饮和支饮,其用途可谓广矣。共同点是皆为"温药",无一寒凉之药品。故"温药"能温脾肾,振奋阳气,开发腠理,化痰行水,有热则流通之功。阳气来复,阴寒痰饮自散矣,即喻嘉言所说"离照当空,阴霾自散"之理也。本方中的人参用了红参,白术用了炒白术,半夏用了姜半夏,复诊方中还用了干姜、细辛等,再加炒苏子、炒白芥子,均为温发阳气、化痰除湿之物,可谓温而不过,使偏盛之阴与偏衰之阳相互协调平衡。

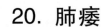 # 20. 肺痿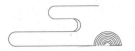

张某,男,56 岁,农民,2008 年 10 月 16 日初诊。

主诉:胸闷,咳嗽有痰,动则呼吸困难已月余。

病史:半年前,经某地市级医院检查后确诊为肺纤维化,到多家医院诊治,病情反复发作,且有逐渐加重之势,故来省级中医院求治。四诊所见:面黄消瘦,胸闷,咳嗽,有时吐脓痰,呼吸困难,身困乏力,动则加剧,口唇发绀,纳眠尚可,二便正常。脉弦细虚数,舌体胖大,边有齿痕,舌质黯红,苔白缺津。听诊:两下肺可闻及较广泛的细湿啰音(近似捻发音)。本院 X 线片示:肺门阴影增大,双下肺有条索状及斑片状影。参考他院肺功能报告:有弥漫性通气功能障碍。

辨证:从病史观之,参考肺功能报告及胸部 X 线片显示,他院诊断为肺纤维化是有根据的。从中医脉症来看,面黄消瘦,身困乏力,动则加剧,舌体胖大,边有齿痕,脉细虚,是明显的脾虚之脉症;胸闷,咳嗽,吐脓痰,呼吸困难,舌红,苔白缺津,脉弦细数,为痰热阻肺之状;舌质黯红,口唇发绀,乃久病入络,有血瘀之兆。据此脉证病史辨证分析,本案当属脾虚肺热、痰热阻肺之肺痿(西医诊断为肺纤维化)。

治则:健脾清肺,止咳化痰。

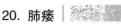

方剂:四白苇茎汤[1]加减。

处方:西洋参 10g(另包),炒白术 15g,茯苓 20g,生黄芪 30g,炙桑皮 15g,地骨皮 20g,苇茎 30g,薏苡仁 30g,前胡 10g,浙贝母 10g,炒杏仁 15g,桃仁 15g,葶苈子 15g,桔梗 15g,炙甘草 8g。生姜 3 片,大枣 5 枚为引,7 剂。

煎服方法:水煎服,日 1 剂,早、晚饭后 1 小时左右各服 1 次,每次 250~300ml。

2008 年 10 月 25 日二诊:服上方 7 剂后,咳痰明显减轻,呼吸较前畅快。但仍觉胸闷,乏力,口唇发绀依旧。听诊湿啰音有所减少,脉舌无显著变化,治宜减少清热化湿之品,加用活血理气之药。

处方:西洋参 10g(另包),炒白术 15g,茯苓 20g,生黄芪 30g,炙桑皮 15g,苇茎 30g,前胡 10g,浙贝母 10g,炒杏仁 15g,桃仁 15g,丹参 15g,厚朴 15g,葶苈子 15g(包煎),桔梗 15g,炙甘草 8g。生姜 3 片,大枣 5 枚为引,15 剂。

煎服方法同前。

2008 年 11 月 20 日三诊:自觉呼吸通畅,很少咳痰,胸闷明显减轻,精神大有好转,活动较前有力。两肺湿啰音消失,X 线胸片复查:两肺下野条索状及斑片状影已不明显,脉舌已近常人。效不更方,守前方又开 15 剂,巩固疗效。并嘱其适当多吃些黑木耳、藕、莲子、鲜百合、生山药,均有益于本病的康复。1 年后,患者来述非常健康。

[按 语]

本案的诊断:《金匮要略》说"热在上焦者,因咳为肺痿……脉数虚者为肺痿",魏荔彤又说:"肺叶如草木之花叶,有热之痿,如日炙之则枯;有冷之痿,如霜杀之则干矣,此肺冷之所以成痿也。"本案当属前者虚热肺痿的范畴。虚是正气虚,热是肺有热,故其主要病因病机是脾虚肺热,痰热阻肺,久咳肺痿。肺

---

[1] 刘茂林经验方四白苇茎汤方药组成:西洋参 10g,炒白术 15g,茯苓 15g,生山药 30g,桑白皮 15g,地骨皮 20g,苇茎 30g,薏苡仁 30g,桃仁 15g,冬瓜仁 20g,桔梗 15g,炙甘草 10g。本方实由"四君子汤""泻白散"合"千金苇茎汤"稍有化裁加味而成。

叶枯萎,气体交换困难,吸入氧气不足,缺氧现象明显,所以症见呼吸困难,胸闷,咳嗽,口唇发绀,动则加剧,舌质黯等。

西医诊断为肺纤维化,是以肺间质广泛纤维化为主要病理特点的疾病,肺功能多呈弥漫性通气功能障碍,对本病的治疗,目前尚无特效疗法。如能从中医药宝库中寻得治疗本病的一条蹊径,岂不快哉! 刘老在临床上治疗脾虚肺热型肺纤维化取得了一些进展,望同道继续共同努力。

说到本案的治疗,要谈谈"四白苇茎汤",本方是由四君子汤、泻白散和千金苇茎汤稍有化裁加味而成。

四君子汤,本方用了西洋参,取其益气养阴清热,以应脾虚肺热之主要病机。如是则一方面能建立中气,开发气血生化之源,培土生金,恢复肺气;另一方面益气健脾,以断痰饮之源,对本病的治疗同样具有重要意义。

泻白散,本方以山药代粳米,方中主药桑白皮、地骨皮,清泻肺热,止咳化痰;山药代粳米合炙甘草,协四君子汤,益气健脾补肾,恰投本案脾虚肺热的主要病因病机。

千金苇茎汤加桔梗、前胡、黄芪、浙贝母、丹参、杏仁,以增强益气宣肺、清热化痰、活血化瘀之力。

 # 21. 肺癌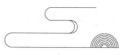

李某,男,54 岁,工人。2005 年 4 月 12 日初诊。

主诉:低热,咳嗽,胸痛,吐痰带血 20 天。

病史:20 天前发热,咳嗽,身困乏力,有时胸痛,咳呛,痰中有血丝,自以为是感冒,到医院检查 X 线,胸部正位片发现右肺门区块状阴影,大如鸡卵,边缘欠清。结合病理检查,诊断为:右肺中央型腺癌。

其亲属是该院的大夫,西医的诊断、治疗十分清楚;其病性、病位的严重性和治疗难度也很明白,因我在医院看呼吸病较多,其亲属与我商量,要求以中医药为主,配合西医对症治疗。询问现在是农历三月,不知能否过去八月十五的中秋节? 中医查体所见:舌光较红,脉虚细微数。目前的主症是:咳嗽,吐痰带血,有时胸痛,腰酸腿软,纳谷尚可。

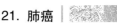

辨证:舌光较红,脉虚细数,是阴虚内热之象,再与腰酸腿软联系起来看,又与肾阴虚有关。阴虚生内热,火性上炎,热在上焦,熏灼肺金,肺失宣肃则咳;热灼肺津为痰;热伤肺络,则血热妄行,痰中带血。据此脉症分析,本案肺癌目前的主要病因病机是:阴虚肺热,痰热燔肺。

治则:养阴清肺,止咳止血。

方药:二参三鲜饮[1]加减。

处方:北沙参 30g,鲜藕片 60g,鲜茅根 30g,麦冬 15g,百合 30g,浙贝母 10g,炒杏仁 15g,阿胶珠 10g,生地炭 12g,桔梗 15g,生甘草 8g。黄梨或白梨半个,大枣 5~6 枚为引。7 剂。

煎服方法:水煎服,日 1 剂,早饭前、晚饭后 1 小时左右各服 1 次,每次 250~300ml。

2005 年 4 月 20 日二诊:服上方 7 剂后,咳吐减轻,痰中已无血迹,但饮食减少,胸部隐痛,腰膝酸软,神疲乏力,脉舌依旧。

处方:西洋参 10g,鲜藕片 30g,鲜茅根 30g,麦冬 15g,百合 30g,浙贝母 10g,炒杏仁 15g,熟地 15g,生山药 20g,砂仁 8g(后下),陈皮 10g,桔梗 15g,生甘草 8g。15 剂。

药引及煎服方法同前。

2005 年 5 月 6 日三诊:上方 15 剂药尽,病情比较平稳,咳吐继续减轻,痰中无血。胸痛好转,饮食少增,精神较佳。舌质较红,但已生出少量薄白苔,脉虚细而弱。效不更方,上方继服 15 剂。

药引及煎服方法同前。嘱其隔日 1 剂,缓缓图之。

2005 年 6 月 8 日四诊:服药 2 月余,诸症悉减,精神尚好。经复查胸片对照,肺部肿块未见明显增大,但右侧胸部时有闷痛,心悸,气短,干咳,便干,舌质依然较红,脉细少数。

处方:西洋参 10g,麦冬 15g,天冬 15g,百合 30g,生地 10g,浙贝母 10g,炒

---

[1] 刘茂林经验方二参三鲜饮方药组成:南北沙参各 30g,鲜藕片 60g,鲜芦根 60g,鲜茅根 60g,金银花 15g,连翘 15g,黄芩 10g,浙贝母 10g,苦杏仁 15g,苦桔梗 15g,生甘草 10g。

杏仁 15g,全瓜蒌 20g,砂仁 8g(后下),陈皮 10g,白花蛇舌草 30g。7 剂。

药引及煎服方法同前,并述其间日 1 剂,缓缓图之。

2005 年 8 月 10 日五诊:患者亲属来说,病情平稳,除有时胸闷,疼痛,无其他不适,如果药方变化不大,可否改汤剂为丸药,长期服用巩固治疗。

处方:西洋参 10g,生地 15g,麦冬 15g,百合 30g,浙贝母 10g,炒杏仁 15g,砂仁 8g,陈皮 10g,鸡内金 15g,全瓜蒌 20g,白花蛇舌草 30g。7 剂。

炮制及服用方法:上方 7 剂,混合研磨成细粉状,与等量蜂蜜为丸,每丸 10g,早、中、晚饭后 1 小时左右各服 1 丸(可服近 3 个月)。

2005 年 11 月 20 日六诊:患者亲属来告,在中医药的调治下,顺利地度过了中秋节,全家人甚为喜悦。并说在中医药的调治下,能否度过今年春节? 最近又做过胸片复查,阴影大小如故,无明显增大及其他变化。同时转达了患者的要求,问是否可在丸药中加大消灭肿瘤的力量!

处方:西洋参 10g,生地 15g,麦冬 15g,百合 30g,浙贝母 10g,砂仁 8g,鸡内金 15g,全瓜蒌 20g,白花蛇舌草 30g,半枝莲 20g,生麦芽 30g。7 剂。

炮制及服用方法同前。

2006 年 3 月 2 日七诊:(患者亲属为了患者与吾多次交往,已经成了熟人和朋友,戏言道,听说这种病一般都吃不上新小麦,咱们共同努力,在度过了年关之后,再让他吃上新小麦。应该是一种奢望)患者精神尚好,随着春天的到来,病情全面好转,时腰腿酸软,疲乏无力,患者又恢复了生的希望。强烈要求继续加大抗癌药物的力量。

处方:西洋参 10g,黄芪 30g,熟地 15g,生山药 30g,百合 30g,浙贝母 10g,砂仁 8g,鸡内金 15g,白花蛇舌草 30g,半枝莲 20g,全瓜蒌 20g。7 剂。

炮制及服用方法同前。

2006 年 9 月 28 日,患者亲属前来告知,在以中医药为主的调治下,新小麦也吃上了。8 月中旬时,患者病情突变,急诊入院,周身沉困疼痛,痛不欲生。经医院全面检查,认为是全身多处骨转移。虽经全力抢救,终因病势日重,于 9 月中旬去世。

[按　语]

有关本案肺癌病因的讨论:刘老认为主要是本虚标实。本虚主指阴血不足,阴虚生内热,火性炎上,热在上焦,熏灼肺金,炼津为痰;热极化火、生毒,痰、火、毒蕴结于肺,久之,肺组织发生癌变而成,故其标当指痰、火、毒。它与《金匮要略》中的肺痿有相似之处,诚如《金匮要略·肺痿肺痈咳嗽上气病脉证治》所云:"热在上焦者,因咳为肺痿。肺痿之病从何得之?师曰:或从汗出,或从呕吐,或从消渴,小便利数,或从便难,又被快药下利,重亡津液,故得之……肺数虚者为肺痿。"虽说虚寒、虚热皆能成肺痿,但据临床所见,虚热肺痿居多,而虚寒肺痿少也。所以无论何种原因导致的"重亡津液",即阴虚火旺为该案病因之本。

本案的中医药治疗,癌症确属棘手之疾,但只要辨证准确,治疗得法,选方用药合理,就能增强抗病能力,延缓肿瘤发展,提高生存质量,延长寿命。本案的具体用药,始终以养阴清热为主线,宣肺化痰、解毒散结随症加减,顾护脾胃不能忘,砂仁、鸡内金、麦芽灵活添。

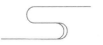 22. 呃逆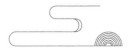

李某,男,42岁,2006年4月12日初诊。

主诉:呃逆频作15天,严重影响工作。

病史:半月前因感冒用西药发汗过多,继发呃逆不止。从县里到地级市、又到省市医院,至今未能控制。中医查体所见,舌质淡红,舌苔薄白,脉象浮弦。

辨证:从病史来看,患者初患感冒,发汗过多,按中医理论分析,阳加于阴谓之汗,所以发汗不但伤阴,同时也伤阳。仲景谆谆告诫,发汗一定要微微汗出、微似汗出,切忌大汗。临床上,发汗不当,大汗亡阳者,屡见不鲜。本案即属大汗伤阳,中焦阴阳失调,胃气上逆,致使频频呃逆。舌质淡红,舌苔薄白,脉象浮弦,皆阴寒之象。《金匮要略心典》说:"弦紧脉皆阴也,而弦之阴从内生,紧之阴从外得。"又说:"双弦者,两手皆弦,寒气周体也;偏弦者,一手独弦,饮气偏注也。"不管是双手皆弦,还是一手独弦,皆阴寒之象也。所以本案呃逆的主要病因病机是:中阳不足,阴阳失调,胃气上逆。

治则:调补阴阳,恢复中气,降逆止呃。

方剂：桂枝汤合丁香柿蒂汤加减。

处方：党参 15g，桂枝 10g，白芍 30g，丁香 8g，柿蒂 20g，陈皮 10g，厚朴 12g，代赭石 30g（先煎），炙甘草 6g。生姜 3 片，大枣 4 枚为引。3 剂。

煎服方法：水煎服，日 1 剂，早饭前和晚饭后 1 小时左右各服 1 次，每次 250~300ml。

2006 年 4 月 16 日二诊：服上方 2 剂后，频繁呃逆之症已经完全停止。3 剂药尽，即恢复正常工作。

[按　语]

本案的主要病因病机是大汗伤及中阳，中焦阴阳失调，气机逆乱，胃气上逆所致。

该案的处方，是由桂枝汤合丁香柿蒂汤加陈皮、厚朴、代赭石而成。本方所以能治该案的顽固性呃逆，妙在用桂枝汤。徐忠可说："桂枝汤外证得之，能解肌去邪气；内证得之，能补虚调阴阳。"该方中用桂枝汤之义，正是取其温中化气，调补阴阳，此可谓本案治法的一大创新。再加陈皮、厚朴、代赭石，以助丁香柿蒂汤温中益气，降逆止呃。故中气得补，阴阳协调，气逆当平，呃逆自止。

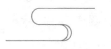 # 23. 痞满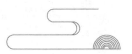

洪某，男，40 岁，公务员，2010 年 3 月 2 日初诊。

主诉：胃脘痞满，隐隐作痛，饮食减少已近半年。

病史：患者年轻时在军旅生活十几年，当时就有胃满时痛之证，但当时年轻，未曾重视。转业后，工作较忙，也未曾治疗过。近几年来逐渐加重，到医院就诊多给予消食、止痛药对症治疗，病情时轻时重。去年秋天做了胃镜和病理检查，诊断为慢性萎缩性胃炎。服用西药五六个月不见好转，经朋友介绍，就诊于此。刻下，患者呈慢性病容，表情痛苦，胃脘痞满，不时隐痛，不思饮食，下午及晚上加重。舌质淡红，舌苔薄白，脉细乏力。

辨证：因为脾胃居于中焦，为气机升降之枢纽。脾主升，胃主降，若脾胃气虚,则脾不升清,胃不降浊,清浊壅滞中焦,则痞闷胀满,隐隐作痛。《素问·至真要大论》说:"诸湿肿满,皆属于脾。"《杂病源流犀烛》更明确指出:"痞满,脾病也,本由脾气虚,及气郁不能运行,心下痞塞填满。"同时胃主纳谷,脾主运化,脾胃气虚,故饮食减少矣。下午和晚上痞满加重更是脾胃气虚的佐证。舌质淡,苔薄白,脉细弱,皆为脾胃气虚之象。综上所述,脉症病史合参,可谓脾胃气虚的痞满、纳呆之证。

治则:补脾消胀,增进饮食,恢复生机。

方剂:三花四消饮[1]加减。

处方:代代花 8g(后下),厚朴花 8g(后下),玫瑰花 10g(后下),太子参 15g,白茯苓 15g,炒白术 15g,炒神曲 15g,焦山楂 15g,生麦芽 30g,炒槟榔 10g,炙甘草 8g。生姜 3 片,大枣 4 枚为引,7 剂。

煎服方法:水煎服,日 1 剂,早晚饭后 1 小时左右各服 1 次,每次 250~300ml。

2010 年 3 月 9 日二诊:胀满稍减,腹痛消失,饮食稍有好转,脉舌依旧。

处方:代代花 8g(后下),厚朴花 8g(后下),玫瑰花 10g(后下),太子参 15g,白茯苓 15g,炒白术 15g,焦三仙各 15g,炒槟榔 10g,砂仁 8g(后下),陈皮 10g。生姜 3 片,大枣 4 枚为引,7 剂。煎服方法同前。

2010 年 3 月 18 日三诊:服上方 7 剂后,痞满、疼痛均已明显减轻,唯大便不成形,每日 1~2 次,自觉食欲依然欠佳。舌苔已较正常,脉较前有力。

处方:太子参 20g,炒白术 30g,白茯苓 15g,代代花 8g(后下),玫瑰花 10g(后下),炒鸡内金 15g,炒山药 30g,砂仁 8g(后下),陈皮 6g,焦三仙各 10g,炙甘草 6g。生姜 3 片,大枣 4 枚为引,7 剂。煎服方法同前。

2010 年 3 月 26 日四诊:服上方 7 剂后,痞满、疼痛消失,自觉食欲较前明显增加。脉舌已近正常。

处方:太子参 30g,炒白术 30g,白茯苓 15g,代代花 10g(后下),玫瑰花 10g

---

[1] 刘茂林经验方三花四消饮方药组成:代代花 8g,厚朴花 8g,玫瑰花 10g,太子参 15g,茯苓 15g,炒白术 15g,炒神曲 15g,焦山楂 15g,炒槟榔 10g,生麦芽 30g,炙甘草 8g。生姜 3 片,大枣 4 枚为引。

(后下),炒山药 30g,炒鸡内金 15g,砂仁 8g(后下),陈皮 6g,焦三仙各 10g,凤凰衣 10g,炙甘草 6g,生姜 10g,大枣 4 枚为引。6 剂。

配制及服用方法:上方 6 剂混合研磨成细粉状,与等量蜂蜜为丸,每丸 10g 重,早、中、晚饭后 0.5~1 小时各服 1 丸,共服 2 个多月。

2010 年 6 月 4 日五诊:按上方服法要求服完已近 3 个月,病情稳定,全面好转,主症未再发生,饮食已近常人,精神饱满,信心倍增,要求再服 6 剂,巩固疗效。

处方:按 3 月 26 日方,再进 6 剂。

配制及服用方法同前。

半年后,患者特来道谢,肠胃消化一直良好。

[按 语]

关于本案的诊断:目前国内外学者一直认为萎缩性胃炎是胃癌最重要的癌前病变,被视为慢性、疑难、重症。属于中医的"痞满""嘈杂""胃脘痛""纳呆"等范畴。各症或单见,或兼见,或交替出现,但证之临床,"痞满"最为多见,故本案诊断为痞满。

本案的治疗:以三花四消饮加减。

"三花"(代代花、厚朴花、玫瑰花)性味苦平或甘苦,性温,气香浓郁。所谓三花,实则三花之蕾,皆具有强烈的生发之气,且均有疏肝和胃,理气止痛,降逆除满,增进饮食之功,还应特别指出的是,玫瑰花的活血行气之力在本方中的重要作用。临床上,脾胃气虚,往往土壅木郁,肝郁气滞,久而久之,气滞血瘀,所以疏肝理气、活血化瘀药不可少。故叶天士说:"初病气结在经,久病血伤入络。"另外三花入药皆宜后下,否则影响疗效,不可不知。

"四",指四君子汤(人参、白术、茯苓、炙甘草),益气健脾,和胃除湿,为该方的主药,本案四君子汤中的人参,用太子参,以避人参有助胀满之嫌。

"四消饮"(炒神曲、焦山楂、炒槟榔、生麦芽)为刘老自拟临床常用的消食化积之方。本案用方又加了砂仁、陈皮、鸡内金等,更助其建中和胃、消食化积、增进饮食之力。

以上三组药物合之,共奏补脾消胀,理气止痛,增进饮食之功。恰投脾胃气虚、痞满纳呆之病因病机,故疗效甚佳。

24. 胃脘痛（一）

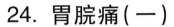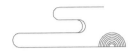

孙某,女,38 岁,公务员,郑州市人,2010 年 8 月 10 日初诊。

主诉:胃痛,纳呆,有时胁下痛 10 多天。

现病史:自述 1 个月前生气后,出现胃脘胀痛,不思饮食,有时两胁亦痛。余观其舌质黯红,少苔,脉弦细少数。

辨证:据此脉症病史,当属怒气伤肝,肝郁气滞,肝病及脾,肝脾同病,气滞血瘀之胃脘痛。

治则:疏肝健脾,理气化瘀,增进饮食。

方药:逍遥散合三花四消饮。

处方:当归 15g,白芍 30g,柴胡 10g,茯苓 15g,炒白术 15g,代代花 8g(后下),厚朴花 8g(后下),玫瑰花 10g,太子参 15g,焦三仙各 10g,炒槟榔 10g,炙甘草 8g。生姜 3 片、大枣 4 枚为引。3 剂。

煎服方法:水煎服,每日 1 剂,早晚饭后 1 小时左右各服 1 次,每次服 250~300ml。

8 月 14 日二诊:其爱人来代述,3 剂药服后,胃痛缓解,胁痛亦轻,但饮食仍差,要求再开 3 剂,以善其后。

处方:前方去代代花、厚朴花,加炒鸡内金 12g、炒莱菔子 10g。继服 3 剂,增强开胃消食之力。

[按 语]

从现病史观之,本案有明显的怒气伤肝经过,沈金鳌说:"胃痛,邪干胃脘也……惟肝气相乘为尤甚,以木性暴,且正克也。"又说:"气郁,由大怒气逆,或谋虑不决,皆令肝火动甚,以致胠胁肋痛。"所以该案之胃痛,纳呆,胁痛,确为怒气伤肝,肝郁气滞,肝木克脾土,肝脾同病,气滞血瘀所致。本案所用药品,逍遥散齐备,方书皆为之调养肝血之名方,功在疏肝健脾,养血解郁。方用三花四消饮,本方四君子汤中的人参,用了太子参,以避人参能助气胀满之嫌。以上各药合之,疏肝健脾,理气止痛,增进食欲。二诊时,主症已平,唯食欲仍差,故去代代花、厚朴花,加鸡内金、莱菔子,增强开胃消食之力。

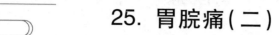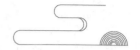

25. 胃脘痛（二）

来某,男,53 岁,工人,郑州市人,2017 年 3 月 28 日初诊。

主诉:胃脘隐隐作痛 8 天。

现病史:自述胃痛病已十余年,多在受凉或食生冷后发作,前些天气温突然变暖,晚上换薄被后,可能腹部受凉而发作。目前症状:腹痛腹胀,纳呆,便溏,神疲乏力。余观其舌质淡,舌苔薄白而润,脉沉迟虚弱。

辨证:据此脉证病史,当属素体阳虚,复感外寒所致的中焦阳虚,寒湿阻滞之胃脘痛。如《素问·痹论》云"痛者,寒气多也",阳气亏虚,寒邪阻滞,寒性收引,绵绵而痛。既有不通则痛的邪实证,又有不荣则痛的正虚证。但本案以正虚为要,必须注意。

治则:温阳益气健脾,除寒散湿缓急。

方药:附子理中汤合黄芪建中汤加减。

处方:炮附子 10g(先煎),红参 10g,炮干姜 10g,炒白术 15g,炙黄芪 30g,桂枝 10g,炒白芍 10g,砂仁 8g(后下),陈皮 10g,炙甘草 10g。生姜 3 片、大枣 4 枚为引,7 剂。

煎服方法:水煎服,每日 1 剂,早饭前 1 小时、晚饭后 1 小时左右各服 1 次,每次服 250~300ml。

2017 年 4 月 6 日二诊:患者自备一张小纸条,上写腹痛腹胀已消失,纳呆便溏有好转,唯有神疲乏力好像没有什么改善。余观其舌苔有好转,脉象无明显变化,遵前则,守前方,稍有加减。

处方:炮附子 10g(先煎),红参 10g,炮干姜 10g,炒白术 15g,炙黄芪 30g,酒当归 12g,龙眼肉 15g,砂仁 8g(后下),陈皮 10g,炙甘草 10g。生姜 3 片、大枣 4 枚为引。7 剂。煎服方法同前。

〔按 语〕

附子理中汤,即《金匮要略》人参汤加附子。人参汤与《伤寒论》理中丸药

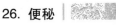

物相同,本案中将理中丸加附子名为附子理中汤。理中丸本为温中祛寒、补气健脾之剂,加附子以增强温阳健脾之力。方中参、术、草补中益气健脾;附子、干姜温阳散寒除湿,故本方又有建立中气,大气来复,阴寒自散之妙。黄芪建中汤本为治疗阴阳两虚,偏于气虚的腹痛良方,与附子理中汤参合,共奏温阳健脾、除寒散湿、缓急止痛之功。此是《内经》"寒者热之""虚者补之"的具体运用。

26. 便秘

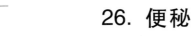 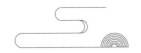

姜某,女,24 岁,2006 年 11 月 6 日初诊。

主诉:近半年来便秘逐渐加重。

病史:患者便秘 5 年余,少则 3~4 日,多则 5~6 日,甚至更长时间才能排便 1 次,常须服泻药后才能排便。近半年来有逐渐加重之势。以前用麻仁软胶囊或当归芦荟片有效,近半年来,不用开塞露就不能排便,天天如此,痛苦不堪。同时伴发症越来越多,如腹胀、口臭、心烦、急躁、易怒、纳呆、失眠,月经量少,且每次提前 5~6 天,面部颜色不正,痤疮反复发作等。中医查体所见:主要症状,已如前述。观其面色微黄,两眼下隐隐可见绿豆大褐斑,两眼睑微黑,前额及下颌角和口唇四周新生痤疮较多,舌质较红,脉弦细微数。

辨证:从病史来看,有便秘史 5 年有余,现在已经到了不用开塞露即无法排便的程度,这是大肠传导功能失职的表现。浊气不能及时下降,则浊气在上,故胃口不开,纳呆,口臭,腹胀,心烦,急躁,易怒,失眠,月经量少提前,舌质红,脉细数,皆为阴虚内热之象;两眼睑微黑,两眼下褐斑,痤疮等,均为阴虚热郁生毒所致。故本案便秘的主要病因病机是阴虚热结,大肠津亏。

治则:养阴清热,润肠通便。

方剂:润肠通便汤[1] 加减。

---

[1] 刘茂林经验方润肠通便汤方药组成:黑芝麻 30g,油当归 15g,火麻仁 15g,郁李仁 15g,桃杏仁各 15g,瓜蒌仁 15g,枳实 10g,厚朴 15g,大黄 10g(后下),芒硝 10g(冲服)。生蜂蜜 20g 为引。

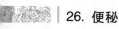

处方:油当归15g,黑芝麻30g,火麻仁30g,郁李仁30g,桃杏仁各15g,全瓜蒌30g,枳实10g,厚朴15g,大黄10g(后下),生地15g,玄参12g,麦冬30g。蜂蜜2匙为引,7剂。

煎服方法:水煎服,日1剂,早饭前、晚饭后1小时左右各服1次,每次250~300ml。每服加蜂蜜1匙为引。并嘱其适当运动,多吃水果、蔬菜。

2006年11月15日二诊:服上方7剂后,大便1日1次,腹胀、纳呆、心烦、失眠等均有好转。脉舌依旧,痤疮如故。

处方:油当归15g,黑芝麻30g,火麻仁30g,郁李仁30g,桃杏仁各15g,全瓜蒌30g,枳实10g,厚朴15g,大黄10g(后下),玄参12g,紫草10g,龙胆草5g。7剂。

药引及煎药方法和医嘱同前。

2006年11月23日三诊:大便较正常,未见新生痤疮,口中异味明显减轻,眼周微黑也有所好转,脉舌已近常人。

处方:前方去玄参,加黄芩10g,黄连10g。7剂。

药引及煎服方法同前。

2006年12月16日来电话说,从初诊之后,大便一直正常,现在痤疮基本消失,颜面气色较前也有明显好转。并说不但大便正常了,好像还有美容之功。

[按 语]

"润肠通便汤",又名"麻归五仁厚朴三物汤",是刘老所创新方之一,曾在2014年5月26日《中国中医药报》"名医名方"栏目发表,强调润下法在便秘治疗中的具体体现。方中麻归五仁(黑芝麻、油当归、全瓜蒌、火麻仁、郁李仁、桃杏仁)共性是富含油脂,能育阴补血,润肠通便。妙在桃仁和杏仁相伍其中,杏仁宣肺理气,桃仁活血化瘀,故理气化瘀,润肠通便;枳实、厚朴、大黄,取《金匮要略》厚朴三物汤之义,重用厚朴,宽肠下气,通里攻下。本案取润肠通便汤去芒硝,加增液汤(玄参、麦冬、生地)以加强增液润燥之设。复诊中先后增加了紫草、龙胆草、黄芩、黄连等,是为彻底解决痤疮热毒而设。至于患者反映本方似有美容之功,可能是浊气下降、清气上升所致。

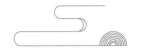

27. 泄泻

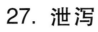

陈某,女,73 岁,退休干部,2014 年 11 月 20 日初诊。

主诉:腹泻已月余。

病史:患者自诉平素较怕冷,消化能力较差,每于受凉或饮食生冷之后,即腹泻、腹痛,已 5~6 年。此次发病是从 1 个月前的"重阳节",单位组织老干部登山旅游,在山上景区宾馆住了一晚,晚间受凉,加之饮食稍有不当,随即腹痛,腹泻发作,幸亏还跟着一个保健医生,给了点诺氟沙星,服后稍好,回来之后这 1 个多月,腹痛,腹泻,腹胀时发时止,症状有增无减,中西药未断,但天不作美,越来越冷,病有越来越重之势。现在白天腹泻 2~3 次,夜间还要泻 1~2 次,久之又增加了腹部胀满,纳呆,腰酸腿软,神疲乏力等,苦不堪言。人年逾古稀,不免产生悲观情绪,听说我这里有治泻效方,故前来诊治。吾观其面色萎黄,形寒肢冷,舌质淡红,苔薄白,脉沉迟无力。

辨证:患者年逾古稀,比较怕冷,消化力差,每于受凉或饮食生冷即腹痛、腹泻,明显是素体阳虚,就诊时已是九九重阳节之后的一个多月,可知已入冬季,天时不利,易受寒邪,故病情有逐渐加重之势,加之舌质淡,苔薄白,脉沉迟无力,脉症合参,应属脾肾阳虚、寒湿泄泻无疑。故综上脉症、病史,辨证为脾肾阳虚,肠间寒湿。

治则:温补脾肾,固肠止泻。

方药:真人桃花汤[1] 加减。

处方:红参 10g,茯苓 20g,炒白术 30g,炒山药 30g,炮附子 10g(先煎),炮干姜 12g,炒白芍 30g,煨诃子 10g,煨肉豆蔻 8g,车前子 15g(包煎),炙甘草10g。大枣 5~6 枚(劈开为引)。7 剂。

---

[1] 刘茂林经验方真人桃花汤方药组成:红参 10g,茯苓 20g,炒白术 30g,炒山药 30g,炮附子 8g,炮姜炭 10g,炒白芍 30g,赤石脂 30g(生、炒各半),煨诃子 10g,煨肉豆蔻 8g,车前子 15g(包煎),炙甘草 10g,大枣 5~6 枚为引。

煎服方法:水煎服,日1剂,炮附子先煎30分钟,早晚饭后1小时左右各服1次,每次250~300ml。

2014年11月27日二诊:服上方7剂后,腹胀腹痛基本解决,大便次数减少,特别是晚上不再腹泻,患者比较满意,对病的治疗也有了信心,舌脉变化不大。遵前则稍有加减。

处方:红参10g,茯苓15g,炒白术20g,炒山药30g,炮附子10g(先煎),炮干姜12g,酒黄芪30g,煨诃子10g,煨肉豆蔻8g,炒石榴皮20g,炙甘草10g,大枣5~6枚(劈开为引)。7剂。煎服方法同前。

2014年11月29日三诊:患者自诉服上方7剂后,大便每日1~2次,基本成形,腹胀腹痛未再发生,病家希望再服中药巩固疗效,并要求赐予平时常用之方,以防复发。

处方:以二诊之方巩固疗效;以生姜羊肉精盐汤,长期服用,以防复发。

所谓“生姜羊肉精盐汤”为刘老的经验方,由《金匮要略》的当归生姜羊肉汤演化而来。因当归辛味较大,平人长期用之不易接受,故去之,正因为是长期用之,味道好一些才行,所以加入适量的味精和食盐,如此就变成了一种美味佳肴,每周食用2~3次为宜,对于病程较长,脾肾阳虚而生寒湿诸症,如脘腹疼痛,腰膝酸冷,神疲乏力,精神不振等,既有预防功效,也有治疗作用。

[按 语]

真人桃花汤,是刘老根据临床需要,将三首经方组合在一起,以适应素体阳虚,病程较长,而致脾肾阳虚、寒湿阻滞等比较复杂的病机。乍看起来,三个经方合在一起,应是阵容庞大、药物繁杂之方,实际上阵容虽大,但药物并不繁杂,除重复药物外,药仅九味,且主攻方向非常明确,就是用真武汤和人参汤,来温补脾肾之阳以治本。此即《内经》“虚者补之”“寒者热之”的正治之法;而桃花汤以山药代粳米,并加入诃子、肉豆蔻,涩肠固脱以治标。另外,本案后期有腹胀之症,而方中又用了红参、黄芪、山药、白术、诃子、肉豆蔻、赤石脂等补益固脱之品,可谓“从治”之法,即《内经》中的“塞因塞用”之法也。

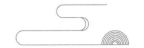

28. 溏泻

甄某,女,76岁,退休教师,2013年2月4日初诊。

主诉:大便溏泻加重近1月。

病史:据患者回忆,近几年来,胃脘怕凉,3个月前突发心肌梗死,经医院抢救后脱险,后来准备放支架时发现病变位置不好,且附近有血栓,经会诊后认为心脏搭桥术应为首选。但患者年势已高,惧怕手术,在医院药物治疗2个多月,然胸闷、背痛时有发生,拖了将近3个月才做了手术,术后半月出院。出院后胸闷、背痛未再发生,但胃脘部特别怕冷,大便细而溏泻,日行3~4次,腹部隐痛,纳呆乏力,精神疲惫,西药乏效,求治中医。余望其面色㿠白,舌质淡,苔薄白,脉细弱而迟。

辨证:患者胃脘怕凉,容易便溏,患者又有素体脾胃阳气亏虚病史,此次患冠心病,卧床3个多月。《内经》说"久卧伤气",气属阳,故又加重了中焦脾胃的阳气亏虚之势,尤其是心脏搭桥手术,需要开胸,是大手术,直接伤及了胸部的元真之气,故见纳呆,胃脘部怕冷、隐隐作痛,大便细而溏泻,日行3~4次,面色㿠白,神疲乏力,乃长期脾胃阳气亏虚,气血乏源所致,舌质淡,苔薄白,脉细弱而迟,皆为阳气亏虚之象。据此脉症、病史,辨证为脾胃阳虚,气虚寒湿。

治则:温阳散寒,益气健脾。

方药:炮附子、党参、干姜、炒白术、炙甘草。以上各药等量,制成水丸,每8丸相当于原生药3g。

服用方法:口服,一次10丸,1日3次,早、中、晚饭后30分钟左右服用。

2013年2月10日二诊:上方服用6日,药未服完,病已基本治愈,腹痛缓解,大便正常。患者要求再开一料,巩固疗效。

[**按** **语**]

本案的病因病机分析已如前述。

方药的运用:附子理中丸出自《太平惠民和剂局方》,功在温阳祛寒,补气健脾,恰合中焦脾胃阳虚、气虚寒湿溏泄之病机,故而能治愈顽固之疾。本方药简力宏,单刀直入,直捣病所,其效若神。

29. 胆道蛔虫症

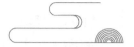

连某,男,7 岁,1976 年 10 月 20 日初诊。

主诉:患儿母亲代述,孩子近来每天晚饭后腹痛难忍。

病史:从 1 年前开始患儿经常腹痛,多为下午和晚饭后加重。当地卫生院拟为胆道蛔虫症,但治疗效果不佳,时发时止,腹痛越来越严重。中医查体所见:患儿面色灰黄中隐隐可见白斑,右眼白睛蓝黑虫斑明显,上腹部阵发性疼痛,有时呈顶撞性或膨胀性疼痛,发作时口吐清水,坐立不安,捧腹叫喊,痛苦万状,舌淡苔白,脉弦少数。

辨证:胆道蛔虫症为现代医学病名,属中医广义胃脘痛的范畴。凭其典型的临床症状,不难诊断。另外,患儿面色灰黄中隐隐可见白斑,右眼白睛有蓝黑白斑,也是诊断肠道蛔虫的重要依据。中医认为本病的主要病因病机是胃肠寒热错杂,相对而言,肠寒而胃热,尤其是餐后,胃实而肠虚,蛔虫喜温喜食,此时蛔虫寻温觅食,误入胆道,而成斯疾。症见上腹部阵发性疼痛,当蛔虫从十二指肠钻入胆道时,则有顶撞性和膨胀性疼痛,此时口吐清水,坐立不安,捧腹喊叫,痛苦万状,一旦蛔虫退回肠道,则其痛立止,一如常人。

治则:温脏安蛔,理气止痛。

方剂:安蛔止痛汤[1]加减。

处方:乌梅 10g,细辛 2g,广木香 6g,陈皮 5g,枳壳 15g,川楝子 5g,醋香附 5g,醋延胡索 5g,炒白芍 10g,姜黄连 2g,炙甘草 3g。3 剂。

煎服方法:水煎服,日 1 剂,早晚饭后 0.5~1 小时各服 1 次,每次 250~300ml。如有固定的发作时间,可在疼痛发作前半小时服药效果更好(发作时

---

[1] 刘茂林经验方安蛔止痛汤方药组成:乌梅 30g,细辛 5g,广木香 15g,陈皮 10g,枳壳 10g,川楝子 10g,醋香附 12g,醋延胡索 10g,炒白芍 30g,炙甘草 8g。

服用亦有效)。

1976年10月25日二诊:患儿母亲代述,服第一剂药后就没有再痛,但恐其复发,故而复诊。嘱其上方再服3剂,以巩固疗效,在无腹痛的情况下,到当地医院购买驱蛔药服之,以除病根。

[按　语]

柯韵伯说"蛔得酸则静,得辛则伏,得苦则下",本案用安蛔止痛汤加黄连,正是按照酸、甘、辛、苦的药味,组合而成,临床上只要诊断准确,辨证无误,则效如桴鼓。

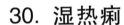 # 30. 湿热痢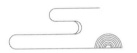

崔某,男,39岁,1974年9月2日初诊。

主诉:因急性细菌性痢疾住院5天。

病史:5天前患者入院时的病历载,患者腹痛下痢已两三天,急性病容,神志尚清,频繁下痢,里急后重,体温40℃。化验大便:红色,液状,红细胞(+++),白细胞(+++),脓球(++)。诊断为急性细菌性痢疾,经用西药住院治疗,病情未能控制,反而逐渐加重,主管大夫已经向患者家属下达了病危通知,于9月2日约余会诊。中医诊查所见:患者意识模糊,面赤气粗,口唇干裂,全身皮肤呈黄红色,剧烈腹痛,腹满拒按,烦躁不安,体温42℃,一夜大便10余次,下痢脓血,状如烂腑,小便短赤,肛门灼热;近两日来,头痛加剧,恶心呕吐,滴粒不进,舌质红绛,舌苔黄燥,中间及后部干黑,脉弦滑数。

辨证:本案为会诊患者,西医已经确诊为急性细菌性痢疾。中医四诊所见,面赤气粗,口唇干裂,全身皮肤呈黄红色,舌质红绛,舌苔黄燥,中间及后部干黑,为火热之象;闻诊和问诊所得,意识模糊,剧烈腹痛,小便短赤,肛门灼热,大便一夜10余次,纯痢脓血,状如烂腑,头痛加剧,恶心呕吐,滴粒不入,一派热极化火生毒之状;切诊得知,剧烈腹痛,腹满拒按,脉弦滑数,皆为实热之征。故本案的主要病因病机为湿热化毒伤血,诊断为湿热痢。

治则:清热利湿,凉血解毒止痢。

方剂:白五汤[1]加减。

处方:白头翁30g,秦皮30g,酒黄芩10g,陈皮12g,半夏6g,广木香6g,代赭石12g,炒槟榔10g,炒白芍12g,金银花炭10g,槐花炭10g,大黄炭12g,白茅根炭10g,炙甘草4g,1剂。

煎服方法:水煎服,日1剂,多次徐徐服之。

1974年9月3日二诊:服上方1剂后,意识清楚,精神好转,皮肤颜色已较正常,体温37.2℃;头痛、腹痛、腹胀亦减轻,呕吐停止,并能进少量米粥,下痢次数明显减少,脉舌无显著变化。

处方:白头翁15g,秦皮15g,姜黄连5g,酒黄芩10g,陈皮10g,广木香6g,炒槟榔10g,炒白芍15g,山楂炭12g,金银花炭10g,槐花炭10g,大黄炭10g,白茅根炭10g,炙甘草6g。大枣4枚为引,3剂。

煎服方法:水煎服,日1剂,早、中、晚饭后1小时左右各服1次,每次200~250ml。

1974年9月6日三诊:又服上方3剂后,大便已无脓血,痢疾主症已大部分消失,已能较正常进食,效不更方,又进3剂。煎服方法同前。

1974年9月10四诊:上方共服6剂,病已经基本治愈,但食欲仍然不佳,有时腹部不适,大便时干时稀,脉转沉缓,舌苔变薄白。给予五味异功散合四消饮(即焦三仙加炒槟榔片)又服4剂,巩固治疗。

1974年9月14日痊愈出院,随访6年,无复发。

[按　语]

"白五汤"治疗湿热痢,是刘老从医之后创立的第一首新方。白五汤顾名思义,"白"之白头翁汤,本方以酒黄芩、黄柏更善清三焦之湿热,主疗热痢下重,清热解毒,凉血止痢。该方的创新点在于对"五炭"的运用。①金银花炭,性味甘苦,微寒,入血分,清血热,解疫毒,除秽浊,凉血止痢;②槐花炭,味苦、

---

[1] 刘茂林经验方白五汤方药组成:白头翁30g,秦皮30g,酒黄芩10g,姜黄连6g,金银花炭10g,槐花炭10g,大黄炭15g,山楂炭15g,白茅根炭10g。成人用量,小儿酌减。

微寒,走大肠,清热凉血解毒,善治肠风脏毒下血,用于热毒血痢,功效甚佳;③山楂炭,味酸甘,性微温,健脾和胃、消食化积,温健中焦,收敛止血,扶正祛邪;④白茅根炭,味甘,性微寒,清热解毒,凉血止痢,治热痢,尿闭者,尤为擅长;⑤大黄炭,味苦涩,性微寒,荡积止血,效如神助,本品能荡涤胃肠秽浊之气,然绝无太过之弊,可谓攻不伤正,止而不塞,实为治疗热毒血痢之妙品。故"白五汤"恰合热毒血痢(湿热痢)之病因病机,因而疗效犹如神助。

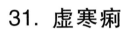

31. 虚寒痢

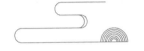

于某,女,64岁,1979年10月6月初诊。

主诉:腹中隐痛,下痢便脓血已4~5日。

病史:患者近3年来,每年秋后都得痢疾,但因家境贫寒,且病情不是很重,在卫生所用土霉素、氯霉素等抗生素药而缓解。这次痢疾病情较重,腹痛,里急后重,便脓血,日行7~8次,血少色黯,而黏液白冻较多,复用上药,效果不佳,故急来郑州,求中医诊治。中医查体所见,面色㿠白,形寒肢冷,神疲乏力,舌体胖大,边有齿痕,舌质淡,苔薄白而润,六脉沉细乏力。他症如病史所述。

辨证:从病史来看,近3年来年年得痢疾,久病多虚,肠胃乃伤。从此次发病的症状特点来看,腹痛,里急后重,便脓血,痢疾的主症齐备,所以痢疾的诊断无疑。从病性来看,血少色黯,黏液白冻较多,再参考四诊所见,面色㿠白,神疲乏力,舌体胖大,边有齿痕,舌质淡,苔薄白而润,六脉沉细乏力,是明显的脾肾阳虚多寒之象,故本案的主要病因病机应为脾肾阳虚、虚寒滑脱不止之虚寒痢。

治则:温补脾肾,固肠止痢。

方剂:真人桃花汤加减。

处方:红参10g,黄芪30g,茯苓20g,炒白术30g,炒山药30g,炮附子8g,炮干姜10g,赤石脂30g,炒白芍30g,煨诃子10g,煨肉豆蔻10g,炙甘草10g。大枣5枚为引,3剂。

煎服方法:水煎服,日1剂,早晚饭后1小时左右各服1次,每次250~300ml。

1979年10月10日二诊:服上方3剂后,腹痛稍缓,下痢次数明显减少,已无血迹,仍有黏液白冻,里急后重也已减轻,但仍无食欲,神疲乏力,舌脉无明显变化。

处方:红参10g,黄芪30g,茯苓20g,炒白术30g,炒山药30g,炮附子8g,炮干姜10g,赤石脂30g,炒白芍30g,砂仁8g(后下),陈皮10g,山楂炭10g,炙甘草10g。大枣5枚为引。7剂。煎服方法同前。

1979年10月18日三诊:服上方7剂后,腹痛,里急后重消失,大便已近正常,知饥思食,脉较前有力,精神好转,为巩固疗效,防止复发,又开附子理中丸和人参健脾丸各2盒,每日早、中、晚饭后1小时左右各服1次,每次各1丸。

后随访9年未见复发。

[按　语]

关于痢疾,中医教科书将其分为湿热痢、疫毒痢、虚寒痢、休息痢等,然证之临床按中医辨证,尤以湿热痢和虚寒痢为常见,故举以上两例,一为湿热痢,一为虚寒痢,有一定的代表性和示范性。关于"真人桃花汤",本方实由"真武汤""人参汤"和"桃花汤"加减化裁而来。三方均为张仲景所创,刘老将其三方之精华组合在一起,以治疗虚寒痢,疗效神奇,可谓对经方的发展和创新。

32. 头痛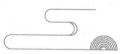

冯某,男,40岁,银行职员,2010年3月2日初诊。

主诉:头痛、项强月余。

病史:患者1个月前因感冒,在某医院静脉注射治疗后,症状已解。在回家的路上复感风寒,近1个月来,经用中西药治疗皆无明显效果,因头痛、项强已休息1周。遂就诊于余,问其主要痛苦症状,言头顶和头后部阵发性疼痛,项背僵硬,伴口苦咽干,烦热身痛,尿黄,便干,观其舌质较红,舌苔薄黄,脉象浮弦数。

辨证:头顶和头后部疼痛及项背僵硬,脉浮,身痛,皆太阳经所过,故以上脉症应是太阳表证仍在的明证;烦躁而热,舌红,脉数,尿黄,便干,说明阳明里

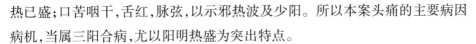

热已盛;口苦咽干,舌红,脉弦,以示邪热波及少阳。所以本案头痛的主要病因病机,当属三阳合病,尤以阳明热盛为突出特点。

治则:清泄阳明之热,兼以解肌发表,和解少阳。

方剂:柴葛解肌汤加减。

处方:柴胡 10g,葛根 30g,黄芩 10g,知母 15g,生石膏 30g(先煎),羌活 10g,白芷 10g,细辛 5g,金银花 12g(后下),连翘 15g,炙甘草 10g。生姜 3 片,大枣 4 枚为引,7 剂。

煎服方法:水煎服,日 1 剂。早饭前、晚饭后 1 小时左右各服 1 次,每次 250～300ml。

2010 年 3 月 9 日二诊:自述上方服用 3 剂后,周身微汗,头痛、身痛、项背僵硬已去大半,7 剂药尽,恢复工作,病告痊愈。

[按　语]

关于头痛的诊断,据刘老临床所见,按《伤寒》六经辨证,三阳合病者居多。或偏太阳,或偏少阳,或偏阳明,且风、热夹瘀者为最。可以说证之临床,头痛一证,实热者多,而虚热者少也。如热与湿合,热与痰结,热与血瘀等,但虚寒者亦有之,如肝寒夹饮上逆头痛之吴茱萸汤证,还有下虚上实之虚中夹实等。临床上要详审病史,仔细辨证,方可万无一失。本案即三阳合病之头痛,故不可单用疏风清热,应兼以和解少阳、清泄阳明之法。

关于柴葛解肌汤,《成方便读》就此指出:"治三阳合病,风邪外客,表不解而有里热者。故以柴胡解少阳之表;葛根、白芷解阳明之表;羌活解太阳之表,如是则表邪无容足之地矣。然表邪盛者,内必郁而为热,热则必伤阴,故以石膏、黄芩清其热,芍药、甘草护其阴,桔梗能升能降,可导可宣,使内外不留余蕴耳。用姜、枣者,亦不过藉其和营卫,致津液,通表里,而邪去正安也。"

本案的治疗:在柴葛解肌汤的基础上,重用石膏,又加知母,实具白虎汤之义,着重清泄阳明之热;重用葛根,以增强解肌生津透热之力;加细辛合羌活、白芷加强通络止痛之功。故本案所用之方,以清泄阳明之热,解肌疏筋为主,兼以解表,和解少阳。

33. 耳鸣

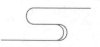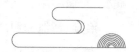

郭某,女,38 岁,2010 年 4 月 26 日初诊。

主诉:右耳如蝉鸣已 3 个月。

病史:患者自述,"半年前,父亲因脑梗死住院治疗 2 个多月,白天母亲陪护父亲;白天我上班,晚上我陪护父亲,当父亲病情好转出院时,我已觉得过度疲惫,实在有些支撑不住了。"之后,即发现头晕,耳鸣,失眠,乏力,动则加剧。到医院诊查,诊断为神经性耳鸣,用药后无明显疗效。近来又增厌食,腹胀,月经量少,推迟七八天。中医查体所见,面色无华,舌质黯红,舌苔薄白,脉沉细缓。测得即时血压:90/60mmHg。

辨证:从病史来看,有疲劳过度,气血耗伤的情况,加之劳伤心脾日久,则见纳呆、腹胀的脾虚之状,脾虚气血乏源,髓海空虚,耳目失养,故有头晕、耳鸣、失眠、乏力等症。《灵枢·口问》说:"邪之所在,皆为不足。故上气不足,脑为之不满,耳为之苦鸣。头为之苦倾,目为之眩。"所以本案主症耳鸣的主要病因病机当属上气不足,耳窍失聪。

治则:补气养血,化瘀开窍。

方剂:桑圆饮[1] 加减。

处方:红参 10g,黄芪 30g,当归 15g,熟地 15g,桑椹 20g,龙眼肉 15g,炒酸枣仁 30g,赤白芍各 15g,川芎 15g,生龙牡各 30g(先煎),炙远志 10g,节菖蒲 15g,炙甘草 10g,淮小麦 30g,大枣 30g 为引,7 剂。

煎服方法:水煎服,日 1 剂,早晚饭后 1 小时左右各服 1 次,每次 250~300ml。

2010 年 5 月 4 日二诊:服上方 7 剂后,头晕、耳鸣、失眠皆有好转;唯纳呆,

---

[1] 刘茂林临床经验方桑圆饮方药组成:桑葚 30g,桂圆肉 15g,炒枣仁 30g,净萸肉 15g,朱茯神 15g,生龙牡各 30g,合欢花 30g(若无合欢花,可以等量合欢皮代之),夜交藤 30g,生百合 30g。

腹胀,乏力依旧,脉较前有力,舌无明显变化。血压升至 105/65mmHg。

处方:红参 10g,黄芪 30g,酒当归 15g,熟地 15g,桑椹 20g,龙眼肉 15g,炒酸枣仁 30g,赤白芍各 15g,蝉蜕 10g,节菖蒲 15g,砂仁 8g(后下),陈皮 10g,焦三仙各 10g,炙甘草 8g。7 剂。药引及煎服方法同前。

2010 年 5 月 12 日三诊:耳鸣基本消失,头晕、失眠也明显减轻,食欲增加,腹胀已平。即时血压 110/70mmHg。脉舌已近常人。

处方:红参 10g,黄芪 30g,酒当归 15g,熟地 15g,桑椹 20g,龙眼肉 15g,炒酸枣仁 30g,赤白芍各 15g,蝉蜕 10g,节菖蒲 15g,灵磁石 30g(先煎),焦三仙各 10g,炙甘草 8g。7 剂。药引及煎服方法同前。

2010 年 5 月 20 日四诊:患者自述,病已治愈,怕有反复,恳求赐方。嘱其将最后之方再开 4 剂。混合研磨成细粉状,加等量蜂蜜为丸,每丸 9g 重,早、中、晚饭后 1 小时各服 1 丸,以防复发。

2 年后,陪同他人来看病时述,服完丸药后至今耳鸣未复发。

[按　语]

"桑圆饮"原为心肝阴血亏虚,阴虚内热,热扰神明,导致心不藏神,肝不藏魂的失眠而设。今本案用以治疗上气不足,神窍失养之耳鸣,主要是取"桑圆饮"滋阴补血;增加红参、黄芪以补气,再参川芎、赤芍、白芍、节菖蒲、灵磁石等,化瘀开窍,即变成了补气养血、化瘀开窍之剂,正合上气不足,耳窍失聪耳鸣之病因病机,故而疗效亦堪称奇。

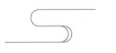

34. 头鸣

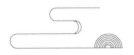

宋某,女,39 岁,2017 年 4 月 5 日初诊。

主诉:头鸣加重月余。

病史:"2 年前请您给治好了 10 年的耳鸣(左);今年元月因剖宫产失血过多,同时饮食欠佳,加之小孩是以母乳喂养为主,所以产后至今渐觉头鸣头懵,动则加重,神疲乏力,腰膝酸软,心悸失眠,有时视物模糊,故急来求先生调治。"中医查体所见,面色㿠白,舌质较红,舌苔薄白,脉细稍数。问其头鸣之状,言开始是断续性左侧头部轰鸣,近1个多月来呈持续性轰鸣,白天较轻,夜晚较重,直接影响睡眠。

辨证:产后本已气血双亏,而又有产后失血过多的病史,同时饮食欠佳,当知脾胃素虚,气血乏源,加之正在哺乳期间,可知身体气血俱虚,故见面色㿠白,神疲乏力,心悸失眠,视物模糊等症;中医认为腰为肾之府,腰膝酸软当属肾虚,再参舌质较红,脉细稍数之脉症,当属肾阴虚无疑。肾之阴精不足,则无以生髓充脑,则脑髓空虚。脑髓空虚,看似与肾精不足直接相关,实则与血虚也密不可分,因为精血是可以互化的,所以肾之阴精不足是久病及肾、血虚不能生精所致。所以张锡纯在解释"加味补血汤"时说"凡脑中血虚者,其脑髓亦必虚",反之脑髓空虚者,脑中之血亦必不足也。脑中血虚则风动,风动则头鸣也。头懵当属脑髓亏虚。故本案的主要病因病机,可谓精血不足,脑髓空虚。

治则:益气生血,填精补髓。

方剂:黄龙八珍汤[1]加减。

处方:黄芪30g,龙眼肉20g,西洋参10g,茯苓15g,当归15g,川芎10g,炒白芍20g,熟地15g,炒山药15g,净萸肉12g,桑椹15g,首乌藤30g,炙甘草8g。生姜3片,大枣4枚为引,7剂。

煎服方法:水煎服,日1剂,早晚饭后1小时左右各服1次,每次250~300ml。

2017年4月13日二诊:服上方7剂后,头鸣、头懵明显减轻,心悸失眠时好时坏,饮食及二便基本正常,舌脉无显著变化。

处方:黄芪30g,龙眼肉20g,党参15g,熟地20g,朱茯神15g,当归15g,白芍20g,首乌藤30g,桑椹20g,灵磁石30g(先煎),节菖蒲10g,净萸肉12g,鹿角胶10g(烊化),炙甘草10g。7剂。药引及煎服方法同前。

2017年4月21日三诊:白天已无头鸣声,夜间睡前还有轻微、断续性轰

---

[1] 刘茂林临床经验方黄龙八珍汤方药组成:黄芪30g,龙眼肉30g,人参15g,白术15g,茯苓15g,当归15g,川芎10g,白芍15g,熟地15g,炙甘草10g,生姜3片、大枣4枚为引。

鸣,头懵已除,心悸失眠已愈,患者精神大有好转,腰膝酸软也有改善。效不更方,守前方又取15剂,巩固治疗。

2017年5月8日四诊:患者自述2年前服药1个多月治疗了她的耳鸣(左);今服药月余又治好了她的头鸣,患者连连感叹中医药之神奇。

[按 语]

关于本案的"头鸣",考历代名家论述,极少论及。刘老仔细推敲其症状特点,反复探究其病因病机,逐渐认识到,上气不足,脑髓空虚,髓海不足者,脑中之血必虚矣。脑中血虚则风动,风动故头鸣矣。

关于本案的治疗,经过反复研究和分析,认为本案的主要病因病机是精血不足,脑髓空虚。治用黄龙八珍汤加减,八珍汤本为气血双补之剂,得黄芪能补气生血,补气帅血;加龙眼肉直补心脾之血,因为精血是互化的,所以血足则精足,肾精充足,肾生骨髓,髓通于脑,则脑海满矣。对脑中血虚风动,风动则头鸣者,养血补髓即能息风,犹大风起时遇雨,其风自止,风止则头鸣息矣。方中又加了桑椹、净萸肉、首乌藤,三物最善助当归、熟地以生血;复诊中用了鹿角胶,张锡纯说:"因鹿之角原生于头顶督脉之上,督脉为脑髓之来源,故鹿角胶之性善补脑髓。"所以治脑髓空虚之证,鹿角胶实为不二之物。

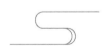 # 35. 心悸 (一)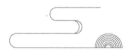

党某,女,65岁,2012年9月26日初诊。

主诉:心悸,气短,胸腹胀满已近半年。

病史:患者有冠心病史4~5年,近半年来多次做心电图,提示心律不齐,心动过缓。自述经常肢冷汗出,纳呆便溏,望其面色苍白,口唇发绀,两小腿浮肿明显,舌体胖大,舌质紫黯,诊其脉沉细而涩,偶有结代。

辨证:该患者有冠心病史,且多次心电图提示心律不齐,心动过缓,可作为中医诊断心悸的佐证。患者自述经常肢冷汗出,腹胀,纳呆,便溏,再结合面色苍白,舌体胖大,脉沉细等,皆为心脾阳气亏虚之象;而口唇发绀,舌质紫黯,脉沉细而涩,偶有结代,两小腿浮肿,为心阳不足,推动无力,血瘀水停;水湿下注,则下肢浮肿;上逆迫肺,水饮凌心,则心悸,胸满,气短。故本案心悸的主要病因病机是心阳不振,水气凌心。

治则:振奋心阳,化瘀利水。

方剂:参附苓桂术甘汤[1]加减。

处方:红参15g,黄芪30g,炮附子8g,茯苓30g,桂枝15g,炒白术30g,桃仁15g,红花10g,车前子15g(包煎),葶苈子15g,大腹皮20g,炙甘草6g。生姜3~4片,大枣5~6枚为引,3剂。

煎服方法:水煎服,日1剂,早、晚饭后1.5小时左右各服1次,每次250~300ml。

2012年9月29日二诊:自述服上方3剂后,心悸、气短明显好转,胸腹胀满等症亦有减轻,肢冷、纳呆,便溏,下肢浮肿依然如故。

处方:红参15g,黄芪30g,炮附子10g(先煎),茯苓30g,桂枝15g,炒白术30g,炒山药30g,丹参15g,红花10g,车前子15g(包煎),砂仁8g(后下),炒鸡内金15g,炮干姜10g,炙甘草6g。大枣4~5枚为引,7剂。煎服方法同前。

2012年10月16日三诊:服上方7剂后,心悸、胀满等症继续好转,肢冷、浮肿亦明显减轻,食欲较前改善,大便已基本成形,脉舌已近常人。

处方:效不更方,上方7剂继服,以巩固疗效。

［按　语］

"参附苓桂术甘汤"由"参附汤"合"苓桂术甘汤"加生姜、大枣而成。参附汤的功效为:益气回阳固脱,主治肢冷、汗出,本案有之。苓桂术甘汤为《金匮》"病痰饮者,当以温药和之"的代表方之一,用以治疗心脾阳虚,心下有痰饮之证,如《金匮》原文云:"心下有痰饮,胸胁支满,目眩,苓桂术甘汤主之。"用该方温阳健脾,化饮利水。本案以参附汤合桂枝,全力恢复心脾之阳,以求"离照当空,阴霾自散"之效。另外,本案气虚、血瘀、湿阻症状比较明显,故在参附苓

---

[1] 刘茂林临床经验方参附苓桂术甘汤方药组成:红参15g,炮附子10g,茯苓30g,桂枝15g,炒白术30g,炙甘草10g,生姜3~4片,大枣4~5枚为引。

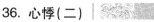

桂术甘汤的基础上，又加了黄芪、桃仁、红花、车前子、葶苈子、大腹皮等补气、化瘀、利水，以曲应病情。

36. 心悸（二）

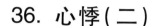
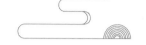

周某，女，56 岁，2006 年 6 月 10 日初诊。

主诉：心悸，胸闷热痛，咳吐黄痰月余。

病史：该患者有哮喘病史 10 余年，经常感冒，这次 1 个月前感冒后，体温高达 38.2~38.6℃，心电图示：心动过速，106 次每分，偶发期前收缩，S-T 段低下。血常规示：白细胞 12.6×10⁹/L，中性粒细胞百分比 80.2%。心脏彩超提示：二、三尖瓣轻度反流。当地医院拟为"病毒性心肌炎"，西药治疗，效果不佳，故来郑州求中医治疗。中医查体所见，望其面色呈二尖瓣面容，患者心悸，气短，动则加剧，口唇发绀，舌边尖红，少苔缺津，诊其脉弦细数，时有结代。

辨证：患者素有哮喘病已十几年，肺内有伏痰留饮在所难免。如张介宾《景岳全书》曰："喘有夙根，遇寒即发，或遇劳即发者，亦名哮喘。"又说："丹溪曰，喘急者……未有不由痰火内郁、风寒外束而致之者也。"近代名医冉雪峰在《冉雪峰医案》中指出："未发治脾，勿俾痰生；已发治肺，勿俾痰阻。"可见古今名家，多认为喘与痰密切相关。本案咳吐黄痰，胸闷热痛，舌边尖红，脉弦细数，亦明显的痰热壅肺之状。患者心悸，气短，动则加剧，体温 38℃ 以上，面部呈二尖瓣病容，口唇发绀，舌边尖红，少苔缺津，脉弦细数，为心之阴血不足，心失濡养所致。故该案的主要病因病机当属心失血养，痰热壅肺。

治则：养阴补血清热，理气化痰安神。

方药：芩连葶贝地冬汤[1] 加减。

处方：黄芩 10g，黄连 8g，葶苈子 15g，浙贝母 10g，麦冬 30g，生地 15g，桔梗

---

[1] 刘茂林经验方芩连葶贝地冬汤方药组成：黄芩 10g，黄连 8g，葶苈子 15g，川贝母 10g，生地 15g，麦冬 30g，天冬 15g，炙甘草 10g，黄梨或白梨半个、大枣 4~5 枚为引。

15g,炒杏仁 15g,全瓜蒌 20g,丹参 15g,砂仁 8g(后下),陈皮 10g,炙甘草 10g。白梨或黄梨半个,大枣 4~5 枚为引。7 剂。

煎服方法:水煎服,日 1 剂,早、晚饭后 1 小时左右各服 1 次,每次 250~300ml。

2016 年 6 月 18 日二诊:咳吐黄痰,胸闷热痛明显减轻,体温亦转正常;但心悸,气短,动则加剧,无明显减轻。舌较正常,脉象依然细数,时有结代。

处方:西洋参 10g,百合 30g,当归 15g,生地 15g,黄芩 10g,黄连 6g,浙贝母 10g,炒杏仁 15g,麦冬 20g,五味子 6g,丹参 15g,桑椹 20g,炙甘草 8g。7 剂。药引及煎服方法同前。

2016 年 6 月 26 日三诊:咳吐黄痰已止,胸闷热痛明显减轻;心慌、气短亦有好转,行动自觉较前有力,舌苔较正常,脉象比较缓和,切诊中未见结代现象。

处方:二诊之方,继服 7 剂,以巩固疗效。

2016 年 7 月 8 日四诊:诸症均已明显好转,体温、心率和血常规均已正常。要求复查心电图和心脏彩超,以了解自己的病情,心电图示:心率 78 次每分,窦性心律,偶有期前收缩;心脏彩超示:二、三尖瓣轻度反流。基本康复。

[按 语]

本案的病因病机比较复杂,虽诊为心悸,实则心悸和哮喘并存,中医名为心肺同病。按中医的治则应心肺同治(包括西医的心肺病或肺心病)。心病的主要原因为心之阴血不足生内热,心失濡养而心悸;肺病的要点为痰热互结,肺失宣肃。以芩连葶贝地冬汤加减,方中西洋参、麦冬、五味子、当归、生地、桑椹、黄芩、黄连,养阴补血,清热安神;百合、浙贝母、炒杏仁、桔梗、砂仁、陈皮、丹参,理气活血,除痰安神。故证宜此方,方宜此证,疗效比较满意。

37. 心悸(三)

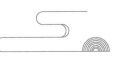

岳某,男,58 岁,2010 年 4 月 2 日初诊。

主诉:心悸如悬,加重 1 个月。

病史:平素心动悸状如悬,头懵失眠,动则益甚,已2~3年。近1个月来,心慌胸闷,头晕目眩,神疲乏力,动则加剧,日渐加重。体检提示:高脂血症,血压偏低,左心室肥大,心功能Ⅱ级。中医查体所见:面色无华,精神不振,口唇轻度发绀,两小腿轻度浮肿,舌质黯红,脉细涩乏力。

辨证:本案主诉中说,心悸如悬,"悬"有吊、挂之意,比喻心慌动悸没有着落,为明显的心虚之状。再结合头晕目眩,神疲乏力,动则加剧,血压偏低,心功能Ⅱ级,面色无华,精神不振,脉细乏力,为心之气血两虚,而偏于血虚,所以本虚为该案的主要原因。在本虚的前提下,还有标实的明显脉症,如胸闷,口唇轻度发绀,两小腿轻度浮肿,舌质黯红,脉涩,左心室肥大,高脂血症等,为气滞、血瘀、水停的病证。所以本案为气血两虚,气滞血瘀,心失濡煦而悸。

治则:补益气血,化瘀镇潜,温养安神。

方剂:参芪归地桑圆饮加减。

处方:红参10g,黄芪30g,酒当归15g,大熟地20g,桑椹15g,炒白芍30g,龙眼肉15g,炒酸枣仁30g,丹参15g,生龙牡各30g,炙甘草8g。生姜3片,大枣4枚,红糖半匙,黄酒1匙为引。7剂。

煎服方法:水煎服,日2剂,早晚饭后1小时左右各服1次,每次250~300ml。

2010年4月10日二诊:服上方后心悸、失眠、眩晕明显好转,精神也比较安定;下午腹胀,食欲欠佳为新增症状。脉大体如故。

处方:红参10g,黄芪30g,酒当归15g,大熟地20g,炒白芍15g,桑椹15g,龙眼肉15g,炒酸枣仁30g,丹参15g,砂仁8g(后下),陈皮10g,焦三仙各10g,炙甘草8g。7剂。药引及煎服方法同前。

2010年4月20日三诊:其子来述,父亲2~3年的疾病,服中药半月,如坚冰消融,可谓其效如神。

[按　语]

本案的主要病因病机为心之气血双亏,气滞血瘀,心失濡煦而悸,故其治当补益气血、温养心神为主,兼以化瘀镇潜,固涩而安心神。方中红参、黄芪、当归、熟地、龙眼肉、枣仁、生姜、大枣、炙甘草、红糖、黄酒,补气养血,建立中气,开发气血之源,温养心神为主攻方向,以治其本,少佐丹参、生龙牡,化瘀镇潜固涩以治其标,所以本案标本兼治,随证加减,疗效神奇。

38. 心悸（四）

李某,女,30 岁,郑州市郊区农民,2015 年 4 月 20 日初诊。

主诉:不定时心悸,有时两胁下疼痛 3 月余。

病史:近 2 年来因房屋拆迁,还得照顾孩子,比较疲劳,加之丈夫不好好干活,经常因此生气,近 3~4 个月来经常心悸,气短,乏力,有时两胁下闷胀疼痛。观其面色苍白,舌质淡红,无苔,脉虚弦而细。

辨证:由本案病史说明,患者长期思虑劳累过度,劳伤心脾,脾虚气血乏源,加之思虑过度心血暗耗,所以心失血养,故不时而惊悸;气短、乏力也是因为气血不足所致,又因丈夫好逸恶劳,为此经常生气,怒气伤肝,肝郁气滞,故时而两胁胀痛,面色苍白,舌质淡红,脉虚弦而细,皆脾虚肝郁之象。据此脉证、病史,辨证为心脾两虚,肝气郁结。

治则:益气健脾,养血疏肝。

方药:归脾汤合逍遥散加减。

处方:党参 30g,炒白术 15g,炙黄芪 30g,当归 15g,茯苓 15g,木香 6g,炒酸枣仁 15g,龙眼肉 15g,柴胡 10g,白芍 30g,炙甘草 8g。生姜 3 片,大枣 5 枚为引。7 剂。

煎服方法:水煎服,日 1 剂,早、中、晚饭后 0.5~1 小时各服 1 次,每次 250~300ml。

2015 年 4 月 28 日二诊:服上方 7 剂后,心悸次数明显减少,胁痛没有发生,但仍气短,乏力,消化不好,脉舌无明显变化。

处方:太子参 15g,炒白术 15g,炙黄芪 30g,当归 15g,茯苓 15g,砂仁 8g(后下),陈皮 10g,炒酸枣仁 15g,龙眼肉 15g,柴胡 10g,白芍 30g,炙甘草 8g。生姜 3 片,大枣 4 枚为引。7 剂。煎服方法同前。

2015 年 5 月 6 日三诊:患者自述,服药半个月后,心悸、胁痛没有再发生,仍觉动则气短,乏力,要求再予疏方,巩固疗效。处方:归脾丸和补中益气丸各

1瓶,早晚饭后0.5~1小时各服10粒,以善其后。

[按 语]

本案是心脾两虚、肝气郁结所致,故用归脾汤调补心脾为医者所熟知,但应注意本方虽为心脾同治,但以治脾为要,不可不知,因脾为气血生化之源,《灵枢·决气》所谓"中焦受气取汁,变化而赤,是谓血",有血即能涵气,故方中用了大量甘温益气建中之品,如参、芪、苓、术、姜、枣等建立中气,气血有源,心有血可主,则心气平而悸安;肝有血可藏,则肝气调畅而痛止;本案之所以用归脾汤之方加柴胡、白芍,则逍遥散的主药已备,故又有疏肝健脾、养血解郁之力,为调肝养血之名方。两方合之,正切心脾两虚、肝气郁结之病机,因此,方投病机,药中肯綮,效如桴鼓。

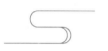 # 39. 怔忡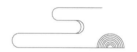

刘某,男,81岁,2018年12月28日初诊。

主诉:怔忡加重3天。

病史:2年前因冠心病做过心脏搭桥手术,术后总体情况良好,但不定时发生怔忡,近1周来怔忡明显加重,近3天来特别严重。住院后,静脉注射营养心肌的药物和活血化瘀的药物;同时口服参松养心胶囊,3天后无明显效果。请中医会诊,中医查体见:面色无华,精神不振,神情紧张,血压偏高150/95mmHg,舌质淡红,舌苔薄白,脉极虚弱而缓,时有频繁结代。睡眠不好,须服艾司唑仑1片方能入睡,饮食及二便尚可。参考现代医学检查结果,24小时动态心电图提示:夜间1~3点心率30~40次每分,西医诊断为心律失常,频发室性期前收缩。

辨证:从病史来看,患者2年前在近80岁时,做过心脏搭桥手术,中医认为元气已受损伤,且出院时医生嘱其休息1年后,可酌情适当参加工作;而患者术后8个月就恢复了正常工作,劳伤气血又加重了元气的损伤情况。从中医的望闻问切四诊分析,中医认为面色无华,精神不振,是因心主血,其华在面,提示心血不足,心血不足,血不涵气,故心气亦虚。心中气血不足,神不守

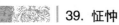

舍,心中空虚,则患者频繁发生怔忡,精神紧张。脉象极虚是心血不足、脉道失充所至;脉弱而缓为心中阳气亏虚,脉道鼓动无力之象,从脉象也反映了心中气血俱不足。心者君主之官,神明出焉,气血一虚,心神失守,故有怔忡发生,无时不作。从本案脉极虚弱而缓,中医认为,数热迟寒,说明本案气血俱虚,且偏于气虚。故本案的主要病因病机为心之气血双亏,而偏于气虚。

治则:补气养血,镇静安神。

方剂:怔忡养心汤[1]。

处方:党参 20g,麦冬 15g,熟地 15g,丹参 15g,桂枝 6g,龙眼肉 15g,桑椹 20g,阿胶珠 10g,净萸肉 12g,粉葛根 20g,川牛膝 15g,炒白芥子 10g,桔梗 15g,炙甘草 8g,琥珀粉 3g(冲服)。生姜 3 片,大枣 4 枚为引。7 剂。

煎服方法:水煎服,日 1 剂,早晚饭后 1 小时左右各服 1 次,每次 250～300ml。

2019 年 1 月 6 日二诊:自述服上方 1 剂后,怔忡明显减轻,3 剂药后,怔忡症状基本消失;7 剂药尽,已很少发现怔忡感觉,中西医都很高兴,对这例较重的怔忡证的治疗信心倍增。且服中药后血压亦恢复正常范围,患者感觉有时易汗,咽中痰涎较多,舌苔变化不大,脉象虽依然虚弱,但已很少捕捉到结代现象。

处方:党参 20g,当归 15g,熟地 15g,丹参 15g,桂枝 6g,龙眼肉 15g,桑椹 20g,阿胶珠 10g,净萸肉 12g,炒酸枣仁 15g,蒸何首乌 15g,炒白芥子 10g,桔梗 15g,炙甘草 8g,琥珀粉 3g(冲服)。上方 7 剂。药引及煎服方法同前,带药出院巩固治疗。

2019 年 1 月 13 日三诊:出院后,经过 1 周的巩固治疗,病情稳定,已极少出现怔忡之感,即使偶有出现,症状也很轻微。因已临近春节,为防止病情反复,又开上方 10 剂,并嘱其隔日服 1 剂,以防复发。

2019 年 3 月 16 日追访:病情稳定,虽然工作量有所减少,但仍然能坚持上班工作。

---

[1] 刘茂林经验方怔忡养心汤方药组成:党参 20g,麦冬 15g,熟地 15g,丹参 15g,桂枝 6g,龙眼肉 15g,桑葚 20g,阿胶珠 10g,净萸肉 12g,粉葛根 20g,川牛膝 15g,炒白芥子 10g,桔梗 15g,炙甘草 8g,琥珀粉 3g(冲服)。

[按　语]

惊悸、心悸、怔忡有别。惊悸即因惊而悸,因外有所触而心悸惊恐不安;心悸和怔忡皆为心内自病而动也,但怔忡应是心悸之重证。

关于本案怔忡的治疗。"怔忡养心汤",为作者自拟方,方中用了大队滋阴补血之品,如麦冬、熟地、龙眼肉、桑椹、阿胶珠、净萸肉等,以补心之阴血不足为要,血足自能涵气,气亦生矣。同时伍以党参、桂枝,直补心之阳气。气为血帅,气又能生血,故有气血同源之说。补血能涵气,补气能生血,从阳引阴,从阴引阳,阴阳相长,相互促进,阴平阳秘,精神乃治。心之阴血充足,则心有所养;心之阳气得助,则气能帅血,心之气血充足而通畅,则怔忡自安矣。正如《难经·十四难》所云:"损其心者,调其荣卫。"营者阴血也,卫者阳气也,故心之气血双亏而偏于气虚者,当调补心之气血,以平为期,且能于阴中求阳,以适偏于阳虚之特点。正如《景岳全书》所谓"善补阳者,必于阴中求阳,则阳得阴助而生化无穷",此与"肾气丸"的补阳之理,有异曲同工之妙。

另外,初诊时用了川牛膝,是因为当时血压偏高;复诊去麦冬是因为咽中涎痰较多;方中以桔梗配白芥子,以防气虚生痰之弊。特别是复诊方中加了炒酸枣仁配伍琥珀粉,又伍丹参,既能收镇静安神、活血散瘀之功,又有利尿通淋之效,以杜心衰水肿之变。

40. 眩晕(一)

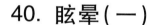
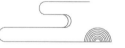

田某,女,58 岁,2012 年 4 月 16 日初诊。

主诉:头晕目眩,加重 10 天。

病史:既往经常头晕,时轻时重,因家庭经济比较困难,操劳过度,没太在意,已 2~3 年,10 天前摔倒一次,经当地医院检查,心电图示:心动过缓,心率 56 次每分,心肌缺血,血压偏低(88/55mmHg)。经打针吃药后病情稍好转,药力一过,眩晕如故,有时伴见胸闷气短,心悸乏力,动则加剧,失眠纳呆,精神萎靡不振。中医查体所见:面色无华,舌质淡红,舌苔薄白,脉沉细缓。

辨证:从本案病史来看,经常头晕,时轻时重已经 2~3 年,10 天前摔倒一次,才引起重视。从伴见胸闷气短、心悸乏力、动则加重、失眠纳呆观之,素有脾胃虚弱、气血乏源之内因,加之过度操劳耗伤气血,致使上气不足,脑失所养,故而头晕目眩。中医四诊所见,面色无华,舌质淡,苔薄白,脉沉细缓,一派气血俱虚之象,再结合现代医学的检查结果:心动过缓,心肌缺血,血压偏低,四诊合参,全面衡量,本案眩晕的主要病因病机当属气血双亏,脑失所养。

治则:益气养血,建立中气,开发血源,补益脑髓。

方剂:黄龙八珍汤[1]加减。

处方:黄芪 30g,龙眼肉 20g,红参 10g,炒白术 20g,茯苓 15g,酒当归 15g,熟地 20g,川芎 15g,炒白芍 30g,炙甘草 10g。生姜 3 片,大枣 4 枚为引,7 剂。

煎服方法:水煎服,日 1 剂,早晚饭后 1 小时左右各服 1 次,每次 250～300ml。

2012 年 4 月 24 日二诊:服上方 7 剂后,头晕目眩明显减轻,胸闷、心悸、气短也有好转,血压 90/60mmHg,但失眠、纳呆无显著改观,脉舌亦无明显改变。

处方:黄芪 30g,龙眼肉 20g,红参 10g,炒白术 20g,朱茯神 15g,酒当归 15g,炒白芍 30g,熟地 20g,川芎 15g,炒酸枣仁 30g,桑椹 15g,百合 30g,焦三仙各 10g,炙甘草 10g。7 剂

药引及煎服方法同前。

2012 年 5 月 2 日三诊:服上方 7 剂后,头晕目眩已愈,失眠、纳呆也有明显好转,血压 110/70mmHg,脉舌已近常人。以补中益气丸合香砂养胃丸,以善其后。

［按　语］

本案所用"黄龙八珍汤",是作者所创新方之一,八珍汤本为气血双补之剂,已为医者所共知,本方又增黄芪和龙眼肉二物,可谓本方的创新之处。前者补气主外,后者补血主里,一气一血,一表一里,黄芪合四君子汤,再加生姜、大枣,温中益气健脾,中气建立,气血有源;龙眼肉合四物汤,养阴补血之力倍

---

[1] 刘茂林经验方黄龙八珍汤方药组成:黄芪 30g,龙眼肉 30g,人参 15g,白术 15g,茯苓 15g,当归 15g,川芎 10g,白芍 15g,熟地 15g,炙甘草 10g,生姜 3 片、大枣 4 枚为引。

增,故该案所用之方,补气生血,建立中气,开发血源,气血两旺,骨髓得补,上气充足,元神得养,眩晕当除。

眩晕之病,证之临床,参考前贤论述,多认为本病虚者多而实者少也。如张景岳就认为眩晕的病性虚者居多,他说:"虚者居其八九,而兼火兼痰者,不过十中一二耳。"

《灵枢·口问》云:"上气不足,脑为之不满,耳为之苦鸣,头为之苦倾,目为之眩。"临床实践证明,"黄龙八珍汤"加减用于低血压所致的眩晕证,其效亦佳。

41. 眩晕（二）

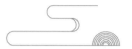

沙某,女,42岁,2012年11月2日初诊。

主诉:头晕目眩,脑涨疼痛,恶心欲吐,加重4~5天。

病史:既往体检发现高脂血症,血压时高时低,曾间断性服用降脂降压药2~3年。问某所苦,除主诉症状外,常伴见五心烦热,急躁易怒,腰膝酸软,动则加剧等症。望其面色潮红,舌质红,苔薄黄,脉弦细数。测得就诊时血压:180/110mmHg。

辨证:从病史来看,发现高脂血症、高血压已2~3年,也曾经间断性治疗过,主诉症状为高血压眩晕的常见症,且即时血压为180/110mmHg,按西医学上说,当属高血压引起的眩晕。从中医四诊收集的脉症分析,面色潮红,五心烦热,急躁易怒,腰膝酸软,舌红苔黄,脉弦细数,一派肝肾阴虚,阴虚内热,肝阳上亢之状。故本案眩晕的主要病因病机应是肝肾阴虚,阴虚内热,肝阳上亢,上扰神明。

治则:滋补肝肾,平肝潜阳,清头明目,降压降脂。

方药:天杞散[1] 加减。

---

[1] 刘茂林经验方天杞散方药组成:天麻10g,钩藤20g,生石决明20g,栀子10g,黄芩10g,川牛膝15g,杜仲10g,益母草10g,熟地25g,生山药30g,净萸肉12g,枸杞子12g,菊花10g。本方实由天麻钩藤饮去桑寄生、朱茯神、夜交藤,合杞菊地黄丸去茯苓、丹皮、泽泻,共13味药组成,故名天杞散。

处方：天麻10g,钩藤30g(后下),生石决明30g(先煎),红栀子10g,炙黄芪4g,川牛膝15g,炒杜仲10g,益母草15g,生熟地各15g,生山药30g,净萸肉15g,枸杞子10g,杭菊花12g,广地龙15g。7剂。

煎服方法：水煎服,日1剂,早晚饭后1.5小时左右各服1次,每次250~300ml。

配合复方利血平片,每日2次,每次2片。

2012年11月10日二诊：服上方后,头晕目眩、脑涨疼痛明显减轻,恶心欲吐亦无,五心烦热、腰膝酸软也有好转,唯急躁易怒依然如故,又添口干苦之症,血压:150/95mmHg。

处方：天麻10g,钩藤30g(后下),生石决明30g(先煎),红栀子10g,炙黄芪4g,川牛膝15g,当归15g,龙胆草6g,生熟地各15g,生山药30g,净萸肉15g,枸杞子10g,生杭芍30g,广地龙15g。7剂。煎服方法同前。

复方利血平原量继服1周。

2012年11月18日三诊：服上方后,急躁易怒、口干口苦均已明显好转,即时血压:140/90mmHg。处方:效不更方,中西药按原方原药继服1周,巩固治疗。

2012年11月26日测血压:135/85mmHg。

［按　语］

据临床所见,有些顽固性高血压病,只用中药效果并不理想。在正确诊断的前提下,中西医药合诊合治,标本兼顾,中药滋补肝肾,育阴潜阳,清头明目;西药利尿降压,各展其长,互补其短,比单用中药或单用西药效果都好。

本案中医辨证确属肝肾阴虚、肝阳上亢之眩晕症,用"天杞散"为基本方,加减治疗,效果较好。该方中天麻、钩藤、牛膝、杜仲四物联用,似乎已成临床上治疗肝肾阴虚、肝阳上亢型眩晕的必用之品,其中的奥妙,需要展开多说几句。天麻功效较多,本方主要取其平肝息风,治疗眩晕;钩藤味长微重,既能清心肝之热,又能平肝降压息风,与天麻相合,清热平肝,通络息风之力更增;川牛膝活血利水,能引血热下行,故川牛膝与钩藤相伍,清上通下,治肝阳上亢之眩晕,效果显著增加;杜仲味甘性温,既能补肝肾、壮筋骨、益精气,治肝肾亏虚、腰膝酸软,又能补肝肾、降血压,治疗肝肾双亏之眩晕症,杜仲配伍川牛膝,

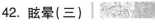

一补一行，一补肾益精，一引气血下行，对肾虚腰膝酸软、阴虚阳亢之眩晕，其效益佳。

42. 眩晕（三）

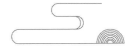

丁某，女，74岁，2010年6月19日初诊。

主诉：头晕头懵，气短乏力，加重月余。

病史：4年前因头晕，做磁共振提示有腔隙性脑梗死、脑萎缩，近2年来有高血压135/100mmHg，经常用中西药调治。近因头晕头懵加重，做了一次全面体检，主要提示：血压145/105mmHg。检验科提示：血脂四项，总胆固醇、甘油三酯、低密度脂蛋白均偏高；彩超示：双侧颈中动脉多发斑块形成，升主动脉内有斑块形成，心脏左室功能减低。中医查体所见：除头晕头懵、气短乏力等主诉症状外，还有心悸胸闷，耳鸣重听，腹胀便溏，恶心欲吐等症。望其面色无华，唇甲发绀，舌体胖大，边有齿痕，舌质黯淡，苔白滑腻，脉弦细涩。

辨证：从本案四诊所见，其主症是头晕头懵，胸闷气短，心悸乏力。再结合兼症耳鸣重听，腹胀便溏，恶心欲吐，参考望诊和切诊，面色无华，唇甲发绀，舌体胖大，边有齿痕，苔白滑腻，脉弦细而涩，说明有脾胃虚弱、气血乏源之内因；从唇甲发绀，舌质黯淡，脉弦细涩分析，是气虚血瘀之病证；由舌体胖大，边有齿痕，苔白滑腻，腹胀便溏，恶心欲吐观之，是脾虚生痰、痰湿中阻之象。从体检结果所示血压、血脂偏高，多处动脉内斑块形成，和脑梗死、脑萎缩的提示，本案眩晕的主要病因病机，当属气虚血瘀，痰蒙清窍所致。

治则：益气活血，豁痰开窍。

方药：参芪桃红半夏汤[1]加减。

处方：太子参20g，黄芪30g，桃仁15g，红花10g，陈皮10g，茯苓15g，姜半

---

[1] 刘茂林经验方参芪桃红半夏汤方药组成：党参30g，黄芪30g，桃仁15g，红花10g，半夏8g，天麻10g，茯苓15g，陈皮10g，白术15g，石菖蒲10g，炙远志10g，葱白3寸、生姜3片、大枣5枚为引。

夏8g，天麻10g，全瓜蒌20g，薤白15g，胆南星8g。葱白3寸，生姜3片，大枣5枚为引。7剂。

煎服方法：水煎服，日1剂，早晚饭后1小时左右各服1次。每次250~300ml。

2010年6月26日二诊：服上方后，头晕胸闷明显减轻，心慌气短也有所改善，腹胀便溏稍有好转。但仍觉头懵、不清亮，舌苔无明显变化，脉仍细涩。

处方：党参30g，黄芪30g，桃仁15g，红花10g，陈皮10g，姜半夏8g，茯苓15g，天麻10g，炒白术15g，薤白15g，粉葛根30g，生山楂20g，石菖蒲10g，炙远志10g，炙甘草10g。7剂。药引及煎服方法同前。

2010年7月4日三诊：服上方后，头懵亦缓解，诸症平息。

处方：二诊之方，原方原量，又取4剂，混合研磨成细粉状，加等量蜂蜜为丸，每丸9g重，早、中、晚饭后1小时左右各服1丸，约服2个月，以巩固疗效。

［按　语］

"参芪桃红半夏汤"，实由半夏天麻白术汤，加参、芪、桃、红、菖蒲、远志而成。对中医辨证属于气虚血瘀，痰湿中阻，清阳不升，浊阴上冒，蒙蔽清窍而眩晕者（包括部分脑梗死和中风后遗症），随证加减，效果良好。

43. 眩晕（四）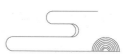

葛某，男，39岁，2003年6月19日初诊。

主诉：头晕20天。

病史：20天前，不明原因头晕，到医院一量血压偏低（90/60mmHg）。开些补中益气丸和六味地黄丸服之，服半月后头晕未见好转，反而口干舌燥，面部生小疮，故来就诊。中医查体所见，头晕目眩，动则加剧，胸闷气短，腰膝酸软，疲倦乏力，口唇及鼻旁生小疮，血压95/65mmHg，舌质淡红，舌苔薄白，脉虚细少数。

辨证：中医认为头晕目眩，是因为上气不足，脑为之不满。换言之，气血不足，脑缺氧缺血，元神之府失其濡煦所致。如《灵枢·口问》说："上气不足，脑为之不满,耳为之苦鸣,头为之苦倾,目为之眩。"所谓脑为之不满,既可因人体全身之气血不足,也可因经脉不通所致。胸闷气短,是心肺气血不足之状。另外气血不足,四肢百骸失其濡养和温煦,则有体倦乏力;腰为肾之外府,气血不足,无以化生肾精,肾又主骨生髓,肾精不足,骨髓空虚,故而腰膝酸软;舌质淡红,舌苔薄白,脉虚细少数,皆气血不足之象,故本案的主要病因病机,可谓气血不足,髓海空虚。

治则:补气生血,填精益髓。

方剂:参芪鸡蛋糖汤[1]加减。

处方:红参 10g,黄芪 30g,鸡蛋 3 个,红糖 10g,白糖 10g。黄酒 20ml 为引,3 剂。

煎服方法:先将红参片单独煎 30~40 分钟,制成 300ml 左右的红参汤(含参片)备用;黄芪按照常规煎法,取黄芪汤 300ml 左右,与红参汤混合后,每次用混合液 300ml 左右,荷包鸡蛋 1 个或 2 个,再加上红白糖各 5g,黄酒 10ml,每日 2 次,早晚饭后 1 小时左右各服 1 次。

2003 年 6 月 23 日二诊:服上方 3 剂后,头晕目眩有所好转,胸闷气短也有所减轻,仍腰膝酸软,体倦乏力,脉舌亦无明显改变。但须加强养血和填精补髓之力。

处方:红参 10g,黄芪 30g,熟地 15g,龙眼肉 15g,桑椹 30g,鸡蛋 4 个,红白糖各 10g。黄酒 20ml 为引,7 剂。

煎服方法:龙眼肉、桑椹与红参同煎,以上三种药物与荷包蛋汤一起食之,熟地和黄芪同煎,只取药汁。

药引及煎服方法同前。

2003 年 7 月 1 日三诊:服上方 7 剂后,患者精神较好,自述头晕、胸闷、乏力及腰膝酸软等症全面好转。脉已近常人,即时血压 110/70mmHg。效不更方,上方原方原量又开 7 剂,巩固治之。

---

[1] 刘茂林经验方参芪鸡蛋糖汤方药组成:党参 30g,黄芪 30g,桃仁 15g,红花 10g,半夏 8g,天麻 10g,茯苓 15g,陈皮 10g,白术 15g,石菖蒲 10g,炙远志 10g,葱白 3 寸、生姜 3 片、大枣 5 枚为引。

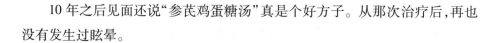

10年之后见面还说"参芪鸡蛋糖汤"真是个好方子。从那次治疗后，再也没有发生过眩晕。

[按　语]

注意吃糖后有烧心、吐酸者或有糖尿病者，去红白糖，每次加黄酒10~20ml。

"参芪鸡蛋糖汤"简释：

本方重用红参、黄芪，意在大补脾胃之气，以益气血生化之源，取其补气生血、补气帅血之意。

鸡蛋、糖（或黄酒），皆物之精华，为化生气血之物质基础。鸡蛋为生精血之佳品，李时珍对此指出："卵白象天，其气清，其性微寒；卵黄象地，其气浑，其性温，卵则兼黄白而用之，其性平，精不足者补之以气，故卵白能清气……形不足者补之以味，故卵黄能补血……卵则兼理气血。"今时之人吃鸡蛋只吃白不吃黄，实则鸡蛋乃自身平衡之品，全食之并不会增加胆固醇，且黄对大脑有明显的补益之功。故但食白破坏了物质本身的平衡，对人体健康并无益处。糖为植物之精髓；黄酒为水谷之精微，皆为补气生血之妙品。

复诊中又增加了熟地、龙眼肉、桑椹三物。熟地味甘微温，为补血生精、滋阴补肾之要药；龙眼肉味甘性平，为补脾、滋养心肝之血的妙品；特别值得称赞的是桑椹一物，味甘酸性寒，滋阴补血，生津润燥，主要用于阴血不足、头晕目眩、盗汗口渴、肠燥便秘等症。

44. 胸痹（一）

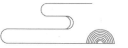

周某，男，54岁，2009年11月6日初诊。

主诉：胸闷气短，伴背部沉痛，加重1周。

病史：患者胸闷气短，背部沉痛，时发时止已半年余，今年9月份体检发现血压偏低，血脂偏高，心电图示：心动过缓，心肌缺血。自述平素比较怕冷，四肢不温，犯病重时胸腹闷胀疼痛，牵引背部酸困沉痛。咳嗽气短，时吐少量清稀白痰，动则加重。中医查体所见，面色㿠白，精神不振，语音低微，两踝关节处轻度浮肿,舌质淡,苔薄白,脉沉细缓。

辨证:从病史来看,该患者平素比较怕冷,四肢不温,犯病时胸腹闷胀疼痛,牵引背部酸困沉痛,咳嗽气短,时吐少量清稀白痰,已近半年。再结合面色㿠白,精神不振,语音低微,两踝关节处轻度浮肿,舌淡苔白,脉沉细缓之中医查体所见,本案应是胸阳不足、痰湿阻滞之胸痹。其主要病因病机应为胸阳不足,痰湿阻滞胸中所致。

治则:温阳益气,豁痰散结,宣肺利湿,通经止痛。

方剂:附子枳实薤白桂枝汤加减。

处方:红参10g,炮附子8g,茯苓15g,炒白术20g,川贝母8g,炒杏仁15g,桔梗15g,炒枳实10g,姜厚朴15g,全瓜蒌20g,薤白15g,桂枝10g,炙甘草6g。生姜3~4片,葱白3~4寸,红糖半匙,黄酒1匙为引,7剂。

煎服方法:水煎服,日1剂,早晚饭后1小时左右各服1次,每次250~300ml。

2009年11月14日二诊:服上方后,胸闷气短、咳嗽吐痰明显减轻,怕冷情况也有好转,但背部沉痛,活动无力依旧,脉舌亦无明显变化。

处方:红参10g,炮附子8g,茯苓15g,炒白术20g,炒枳实10g,姜厚朴15g,桂枝10g,赤白芍各15g,黄芪30g,薤白15g,全瓜蒌20g,粉葛根30g,三七粉5g(冲)。7剂。药引及煎服方法同前。

2009年11月26日三诊:服上方7剂后,胸闷气短、背痛咳嗽继续好转,已无明显痛苦;唯活动量大时,仍有胸闷、乏力之感。舌苔已近常人,脉仍沉较缓。

处方:前方去全瓜蒌,加酒当归15g。7剂,巩固治疗。

[按　语]

因本案胸痹的主要病因病机是胸中阳气不足、痰湿阻滞不通所致。故以《伤寒论》之附子汤(炮附子、茯苓、人参、白术、芍药)温阳益气,活血通络,除湿止痛。本方看似无活血药,实则《神农本草经》载,芍药有"和营血,除痹痛"之功,而我们在本案中用了赤白芍,其活血通络之力更明显。又与《金匮》之枳实薤白桂枝汤(枳实、厚朴、薤白、瓜蒌、桂枝)组合,更助其通阳散结、豁痰下气之力。本案首方还用了川贝母、炒杏仁、桔梗等以增强宣肺止咳化痰之效,更适该案初诊之辨证。

本案因病情需要,首方既用了炮附子,又用了川贝母和全瓜蒌。但因中药"十八反"中有"半蒌贝蔹及攻乌"之说,故药师常以乌、附同类,要求大夫签字以示负责。证之临床,凡胸阳不足、痰饮阻滞之胸痹,二物或三物合用,疗效甚好。且临床上经常用之,未见过不良反应。近观《中国中医药报》引当代国医大师朱良春的话说:"十八反之说不能成立,十九畏更属无谓。"有斯证用斯药,并不受十八反、十九畏的约束。

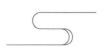 # 45. 胸痹（二）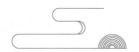

朱某,女,62岁,2006年9月2日初诊。

主诉:阵发性胸闷刺痛,咳喘气短加重10天。

病史:该患者患慢性阻塞性肺疾病已10年,今年夏天体检发现,心动过缓,完全性右束支传导阻滞,彩超示:右心室肥大,拟肺心病。经常感冒咳嗽,胸闷气短,近半年来不定时胸闷刺痛,逐渐加重已10天,当地医院认为可能有冠心病,患者急来郑州求治。中医查体所见:面色无华,痛苦病容,四肢厥冷,纳呆,腹胀,便溏,口唇发绀,舌质黯红有瘀斑,苔薄白润,脉细涩稍缓。

辨证:患者的主要症状是阵发性胸闷刺痛,按中医辨证"刺痛",应是血瘀所致。再结合四诊所见,面色无华,四肢厥冷,腹胀,纳呆,便溏,口唇发绀,舌质黯红,且有瘀斑,脉细涩等,一派阳气亏虚、痰血阻滞之象。故本案的主要病因病机当属心脾阳气亏虚,痰血阻滞。

治则:温阳益气,除痰散结,活血化瘀,通经止痛。

方药:桃红附子枳实薤白桂枝汤[1]加减。

---

[1] 刘茂林经验方桃红附子枳实薤白桂枝汤方药组成:桃仁15g,红花10g,炮附子8g,茯苓15g,红参10g,炒白术15g,赤芍15g,炒枳实10g,姜厚朴15g,薤白15g,全瓜蒌20g,桂枝10g,炙甘草8g。生姜3~4片,葱白3~4寸,红糖半匙,黄酒1匙为引。

处方：桃仁 15g，红花 10g，炮附子 8g，红参 10g，茯苓 15g，赤芍 15g，炒枳实 10g，姜厚朴 12g，薤白 15g，全瓜蒌 20g，桂枝 10g，粉葛根 20g，炙甘草 8g。生姜 3 片，大枣 4 枚，红糖半匙，黄酒 1 匙为引，7 剂。

煎服方法：水煎服，日 1 剂，早晚饭后 1 小时左右各服 1 次，每次 250~300ml。

2006 年 9 月 9 日二诊：服上方后，刺痛明显减轻，四肢稍温，咳喘气短，便溏也有好转，但胸腹依然闷胀，纳呆，食之无味，舌苔依旧，脉细稍缓。

处方：桃仁 15g，红花 10g，炮附子 8g，红参 10g，茯苓 15g，赤芍 15g，炒枳实 10g，姜厚朴 15g，薤白 15g，桂枝 10g，粉葛根 20g，砂仁 8g(后下)，陈皮 10g，檀香 6g(后下)。生姜 3 片，大枣 4 枚，红糖半匙，黄酒 1 匙为引，7 剂。

2006 年 9 月 18 日三诊：服上方后，胸腹闷胀刺痛消失，咳喘气短已不明显，饮食明显增加，舌转淡白，苔薄白，脉较有力。主症已经缓解，效不更方，二诊之剂再服 7 剂，以巩固疗效。至于慢性阻塞性肺疾病等咳喘之病，亦应审时度势，随证治之。

［按　语］

本案、前案皆为胸痹，总的病因病机，可以本虚标实四字概之。本虚大同小异，所谓大同都是阳气亏虚，小异指前案是心肺阳虚为主，本案是心脾阳虚为要。标实则有较大差异，前案主要为痰湿阻滞，本案突出痰血瘀滞，故其治疗亦各有侧重，前案以附子枳实薤白桂枝汤加贝母、杏仁、桔梗，温阳益气，豁痰散结，宣肺利湿，通经止痛；而本案用桃红附子枳实薤白桂枝汤加减，温阳益气，除痰散结，活血化瘀，通经止痛。所以在临床上，只要病位病性辨证准确，用药切合病机，定能获得满意效果。

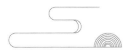

46. 胸痹（三）

沈某，男，52 岁，2011 年 10 月 8 日初诊。

主诉：阵发性胸闷热痛已月余。

病史：自称既往健康，经常跑步锻炼，1 个月前长跑后突然感觉胸中干热紧闷,隐隐热痛,烦躁,失眠,四肢酸困,动则气短,经某医院检查拟为冠心病。中医查体所见:舌质较红,脉细数而涩,尿黄便干。

辨证:该患者平素健康,突发胸闷疼痛,其疼痛特点是心胸中干热紧闷疼痛。再结合兼见烦躁,失眠,四肢酸困,尿黄便干,舌质较红,脉细数而涩,一派阴血不足、阴虚内热之象,再参考主症病位在心胸,故本案的主要病因病机应是心肺阴血亏虚,血热瘀结不通所致之胸痹。

治则:补益气血,养阴清热,活血化瘀,通痹止痛。

方剂:生麦瓜蒌丹红四物汤[1]加减。

处方:西洋参10g,二冬各15g,五味子8g,全瓜蒌20g,丹参15g,红花10g,当归15g,炒赤白芍各15g,川芎15g,生熟地各10g,桑椹20g,百合30g。黄梨或白梨半个,大枣4~5枚为引,7剂。

煎服方法:水煎服,日1剂,早、晚饭后1小时左右各服1次,每次250~300ml。

2011年10月16日二诊:服上方后心胸中干热疼痛明显减轻,烦躁、失眠、便干也有好转,唯胸部紧闷、四肢酸困无明显好转。脉舌亦无显著改观。

处方:西洋参10g,二冬各15g,全瓜蒌20g,紫丹参15g,红花10g,当归15g,炒赤白芍各15g,川芎15g,熟地15g,粉葛根30g,桑椹20g,百合30g,制乳没各6g。黄梨或白梨半个,大枣4~5枚为引,7剂。煎服方法同前。

2011年10月25日三诊:服上方后,心胸中干热紧闷疼痛已经缓解,烦躁、失眠、尿黄、便干亦大有好转,唯四肢酸困、动则气短无明显改善,脉舌已近正常。

处方:上方去乳、没,加黄芪30g,7剂,以巩固治疗。半月后来电告知,病已痊愈。

[按　语]

刘老在临床上,凡遇阴血不足,阴虚内热,血虚热瘀者,即本阴血虚,标血

---

[1] 刘茂林经验方生麦瓜蒌丹红四物汤方药组成:西洋参10g,麦门冬30g,五味子10g,全瓜蒌30g,丹参15g,红花10g,当归15g,川芎15g,生地15g,赤白芍各15g。白梨半个,大枣6枚,冰糖半匙,黄酒一匙为引。

热瘀者,常常"二冬""二地""二芍"联用。"二冬"即天冬、麦冬,前者性味甘苦大寒,既能养阴清肺,泻火止咳,又能滋肾润燥,清退虚热;后者性味甘,微苦,微寒,以清养肺、胃之阴为主,善治咽喉干燥,肺热咳嗽。总之,前者以清养肺、肾为主,后者以清养肺胃为要,二物配伍用,皆为甘寒凉润之品,均有养阴润燥清热之功,相须为用,其效益彰,此二物亦为作者所创"四二玄参桔梗汤"四二之一。"二地"即生地、熟地,前者性味甘、苦,凉,能滋阴养血,润燥清热,善治阴虚血少发热;后者性味甘,微温,为滋阴养血、补肾生精之妙品,二物配伍,互相促进,相得益彰,养阴补血,滋补肝肾,填精补髓,清退骨蒸。概要言之,生地以养阴补血清热为主,熟地以补血填精益肾为要。此二物亦为作者所创"四二玄参桔梗汤"四二之一。"二芍"即炒赤芍、炒白芍,前者味苦,微寒,既能凉血散瘀,清退血热,又能活血化瘀,消肿止痛;后者酸苦微温,既能养血敛阴,又能疏肝柔肝,缓急止痛。二物伍用,一散一敛,一补一泻,相辅相成,养血敛阴,清退血热,化瘀止痛之力更增。

47. 中风后遗症（一）

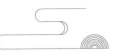

岳某,女,76岁,2005年11月24日初诊。

主诉:左侧肢体不遂伴语言不清已2年。

病史:患者从2000年患脑梗死,至今先后4次住院治疗,皆好转出院。脑部MRI提示:广泛性脑梗死,脑白质脱髓鞘,脑组织软化,脑萎缩。虽经多家医院治疗,但近2年来病情日渐加重。中医查体所见,形体较胖,面色潮红,左下肢步态不稳,左上肢活动受限,左手不能持物,语言不清,并见胸闷,气短,反应迟钝,自觉足冷,舌质淡红,苔薄白缺津,脉沉细而虚。

辨证:本例患者年事已高,气血双亏,肾气日衰,加之久病多虚,久病及肾,致使下元虚惫,肾之阴阳俱不足,肾虚不能藏精主骨生髓,则筋骨失养,故见步态不稳,活动受限,不能持物等症;足少阴肾脉夹舌本,肾虚则精血不能上承,痰浊随虚阳上泛堵塞舌窍,故语言不清;阴虚内热,虚阳上犯,故而面色潮红,肾阳亏虚,不能温煦于下,所以患者自觉足冷;肾阳不足,心阳失助,气血推动乏力,心脉瘀阻不畅,故有胸闷、气短之症;反应迟钝一症,可能由于以下两方

79

面的原因,一是肾虚不能生髓充脑,则髓海不足;二是肾虚水湿上泛,聚湿生痰,痰浊随虚阳上泛阻滞脑窍,故而反应迟钝。舌淡红,苔白缺津,脉沉细而虚,皆阴阳两虚之象也。所以本案中风后遗症的主要病因病机是下元虚惫,下寒上热,痰蒙清窍。

治则:滋肾阴,助肾阳,温下清上,化痰开窍。

方剂:地黄饮子加减。

处方:熟地 15g,净萸肉 10g,生山药 20g,白茯苓 15g,肉桂 6g,炮附子 8g,麦冬 15g,桑椹 15g,蒸何首乌 20g,节菖蒲 15g,胆南星 8g,薄荷 8g(后下)。生姜 3 片,大枣 4 枚为引,7 剂。

煎服方法:水煎服,日 1 剂,早晚饭后 1 小时左右各服 1 次,每次 250～300ml。

2005 年 12 月 2 日二诊:服上方 7 剂后,精神较好,胸闷、气短明显减轻,走路较前稍稳当一些,余症如故。即时血压 125/60mmHg。

处方:熟地 20g,净萸肉 15g,生黄芪 30g,酒当归 20g,赤白芍各 15g,怀牛膝 15g,炮附子 8g,麦冬 15g,石斛 15g,节菖蒲 15g,胆南星 6g,薄荷 8g(后下)。7 剂。药引及煎服方法同前。

2005 年 12 月 10 日三诊:上方 7 剂药尽,说话声音较大,语言较前清晰;左侧上下肢活动较前自如,能到公园活动锻炼,脉象较前有力,但近来食欲有所下降。

处方:熟地 15g,净萸肉 12g,生黄芪 30g,酒当归 15g,赤白芍各 15g,炮附子 8g,砂仁 8g(后下),炒鸡内金 15g,节菖蒲 10g,胆南星 6g,麦冬 15g,焦三仙各 10g。15 剂。药引及煎服方法同前。

2005 年 12 月 26 日四诊:又服上方 15 剂,患者精神较好,左侧上下肢活动比以前灵活。已能在他人陪伴下上街赶集买菜,语言交流也比较正常,食欲大有进步,问是否可以改成丸药或散剂服用?

处方:上方原方原量 6 剂混合研磨成细粉状,加等量蜂蜜为丸,每丸 10g重,早、中、晚饭后 1 小时左右各服 1 丸,约服 60 日,巩固治疗。

[按 语]

本案中风后遗症的诊断并不难,但病因病机比较复杂,因该例患者年事已高,气血双亏,肾气日衰,加之久病多虚,久病及肾,致使下元虚惫,上热下寒,痰蒙清窍,诸症丛生。

本案的治疗,以"地黄饮子"为基础方进行加减治之。首方以熟地、净萸肉、生山药、首乌、桑椹滋补肾阴,补血生精;肉桂、附子温补下元,以敛浮阳;麦冬、薄荷滋阴疏郁,清解在上之热;茯苓、胆南星、节菖蒲化痰开窍,交通心肾;生姜、大枣和中调药,建立中气,开发气血之源,以匡正除邪也。复诊中用了黄芪、当归、赤芍、白芍、怀牛膝,以增补气生血、补气帅血、活血化瘀之力。后方又添加砂仁、鸡内金、焦三仙,以应中风致痿,治痿独取阳明之意。

48. 中风后遗症（二）

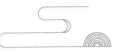

于某,男,58岁,2015年11月26日初诊。

主诉:右上肢瘫痪,语言謇涩近4个月。

病史:该患者为某饭店老板,经常陪亲友吃,陪朋友喝,吸烟无度,以酒为浆,以妄为常,嗜食肥甘,发现有高脂血症、高血压已三四年,自己毫不在意,血压经常波动在140~180/100~120mmHg。3个月前突然头痛,恶心,呕吐,口眼㖞斜,口角流涎,语言謇涩,右侧上下肢瘫痪。住院治疗诊断为左侧脑出血,治疗2月余好转出院。留有右上肢瘫痪,舌謇难言,喉中痰鸣,口角流涎,一直未愈,想请中医再予调治。中医查体所见,主症已如前述,见患者形体肥胖,面色红润,反应迟钝,舌质黯红,苔白厚腻,脉弦而滑。即时血压160/105mmHg。

辨证:本例患者,烟酒无度,嗜食肥甘,饮食不节,故而高血脂,高血压,形体肥胖。中医认为胖人多湿,胖人多痰,所以该患者可谓痰湿之体。加之素有高血压,多为肝阳上亢所致,肝阳上亢夹痰湿阻滞经络,所以右上肢瘫痪,另外,痰湿上攻清窍,阻塞廉泉,则舌謇难言,喉中痰鸣,口角流涎;面色红润,舌质黯红,苔白厚腻,脉弦而滑,皆痰湿瘀阻之象,故本案的主要病因病机,当属痰湿阻滞,肝阳上亢。

治则:豁痰开窍,平肝息风。

方剂:涤痰汤加减。

处方：陈皮10g，半夏8g，胆南星10g，炒枳实10g，茯苓15g，石菖蒲10g，天麻10g，钩藤15g（后下），川牛膝15g，生石决明20g（先煎），炙甘草6g。生姜3片为引，7剂。

煎服方法：水煎服，日1剂，早晚饭后1~2小时左右各服1次，每次250~300ml。

2015年12月4日二诊：服上方7剂后，语言开始恢复，在医生的引导下，能较清楚地说出桌子、板凳等单词；右肩已能抬动，但不能做举臂、持物等动作，舌脉大体同前。即时血压150/106mmHg。

处方：陈皮10g，半夏8g，胆南星10g，炒枳实10g，茯苓15g，节菖蒲10g，醋郁金15g，天麻10g，钩藤15g（后下），牛膝15g，生石决明20g（先煎），炙甘草6g，粉葛根30g。15剂。药引及煎服方法同前。

2015年12月20日三诊：服上方15剂后，已能较清晰地与他人对话，右臂已能摆动并上举，右手指已能活动，患者看到了病情完全恢复的希望，心情比较舒畅。即时血压140/90mmHg。

处方：陈皮10g，半夏8g，胆南星10g，炒枳实10g，茯苓15g，节菖蒲10g，醋郁金15g，天麻10g，钩藤25g（后下），制乳没各6g，生山楂15g，粉葛根30g，炙甘草8g。30剂。

煎服方法及药引同前；并嘱其清淡饮食，适当加强患侧肢体功能锻炼。

2016年1月25日四诊：遵医嘱服上方1个月后，患者语言功能已完全恢复，右臂功能基本恢复，右手已能持物，但仍不够灵活。效不更方，上方原方原量又开6剂，共为细面，加等量蜂蜜为丸，每丸10g重，早、中、晚饭后1小时左右各服1丸，以巩固治疗。以上丸药近3个月才服完，丸药服完后，语言和右上肢功能完全恢复。

［按　语］

本案患者，烟酒无度，嗜食肥甘，形体肥胖。中医认为胖人多湿，胖人多痰，为痰湿之体。故其治始终抓住豁痰开窍这条主线，涤痰汤的主药（陈皮、半夏、南星、枳实、菖蒲、茯苓、甘草）贯穿始终；又因素有高血压症，所以结合天麻钩藤饮的部分主药（天麻、钩藤、川牛膝、石决明），平肝息风。复诊中高血压已经平息，故去川牛膝、生石决明；加制乳没、生山楂、粉葛根、郁金，以增强开窍、降脂、活血化瘀、舒缓筋脉之功。程门雪氏所说过，豁痰通络，宣通机窍之法，是治疗中风全过程中的一种重要手段，可谓真知灼见之谈。

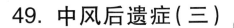 # 49. 中风后遗症（三）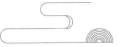

宋某，女，76岁，2014年7月6日初诊。

主诉：右侧肢体不遂并语言不利1年余。

病史：患者于1年前突然发现右侧半身不遂，语言不利，到某省级医院就诊，经CT检查提示脑梗死，入院治疗50多天，病情好转出院。但留有明显的右侧肢体活动不便，走路颇行不稳，右上肢只能抬肩，不能上举，右手不能持物，语言不利。中医查体所见，主症已如所述，观其形体丰满，面色黄胖，问知手足厥冷，腹胀便溏，小便频数，舌体胖大，舌质黯淡，苔薄白多津，脉沉缓乏力。心电图示心率56次每分，心动过缓，血压100/60mmHg。

辨证：本例患者年高体弱，由形体丰满，面色黄胖，手足逆冷，腹胀便秘，小便频数，舌体胖大，观之实属脾虚湿盛之体。由舌体黯淡，苔薄白多津，脉沉缓乏力，再参考心动过缓，血压偏低，说明属气虚血瘀。所以本案中风后遗症的主要病因病机应是气虚血瘀，脾虚湿盛，痰湿阻滞。

治则：益气活血，健脾利湿，化痰通络。

方剂：补阳还五汤加减。

处方：红参10g，生黄芪40g，酒当归15g，川芎10g，桃仁15g，红花10g（后下），茯苓20g，炒白术20g，节菖蒲10g，醋郁金15g，姜半夏8g，炙甘草10g。生姜3片，大枣4枚为引，7剂。

煎服方法：水煎服，日1剂，早晚饭后1小时左右各服1次，每次250～300ml。

2014年7月14日二诊：语言有所恢复，多数单字发音比较准确；右下肢走路比以前稳当一些，但总的来看，右侧肢体功能恢复不够明显。脉舌亦无较大变化。

处方：红参10g，生黄芪40g，酒当归15g，川芎10g，桃仁15g，红花10g（后下），茯苓15g，炒白术20g，节菖蒲10g，醋郁金15g，炒白芥子12g，姜半夏8g，粉葛根 30g,炙麻黄 10g,炙甘草 8g。7 剂。药引及煎服方法同前。

并嘱其服药后避风寒,适当加强语言和患侧肢体功能锻炼。

2014 年 7 月 26 日三诊:服上方 7 剂后,已能简单对话,但声音小,欠清晰;自觉走路病腿较前有力,比以前稳当多了;患侧上肢已能摆动,但仍不能高举,手亦不能持物,四肢依然较凉,腹胀便溏有明显好转,全身较前有力。舌苔较前正常,脉仍沉缓无力。

处方:红参 10g,生黄芪 30g,酒当归 15g,桃仁 15g,红花 10g(后下),节菖蒲 10g,炒白芥子 12g,姜半夏 8g,粉葛根 30g,炙麻黄 10g,桂枝 10g,炮附子 8g,炙甘草 5g,15 剂。药引及煎服方法和医嘱同前。

2014 年 8 月 12 日四诊:遵医嘱服上方半月后,语言已基本恢复正常;走路已无大碍;患侧上肢已能举过头顶,右手已能持物,但不灵活,四肢已觉温暖,饮食及大便比较正常,脉象较有力。效不更方,7 月 26 日原方原量 7 剂,混合研磨成细粉状,早晚饭后各服 10g,约服 70 日以巩固治之。

3 个月后电话随访,生活完全自理。

[按　语]

中风后遗症患者多为年高体弱、病程较长的患者,多为缺血性中风(脑梗死或脑血栓形成)患者,正气亏虚,气虚血瘀,经络不通者居多。本案患者年过七旬,除中风后遗症主症(半身不遂,语言不利)外,伴见腹胀便溏,四肢逆冷,说明脾肾阳气已虚。故其治疗以补阳还五汤为基本方,补气活血通络;结合四君子汤加附子,以培补先后天之气,肾气来复,脾气建立,气血有源,经络又通,阳气恢复,气血充足,经络通畅,诸症自除。所以保证气血充足、通畅,是治疗中风全过程的关键所在。

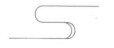

50. 面瘫

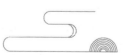

丁某,男,38 岁,1979 年 6 月 19 日初诊。

主诉:口眼㖞斜 2 天。

病史:2 天前出车回来,自觉比较疲劳,晚饭后就早睡了,第 2 天早晨洗脸、

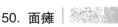

刷牙时突然发现左侧口角漏水,说话口齿不灵,自以为可能是比较劳累,天气又热,睡觉时未关窗户,自己又好右侧卧睡,而左侧面部受风寒所致。到附近诊所给开了点地巴唑、泼尼松和维生素之类,服之无效,且越来越重了,听说中医对此有妙方,故急来求治。中医查体所见,左侧眼睛不能闭合,易流泪而不能自止,口角㖞向右侧,左侧额纹消失,病侧面部表情肌瘫痪,不能做蹙额、鼓腮等动作,面部肌肤麻木,食物常滞留在左侧齿颊之间。舌质淡红、舌苔薄白,脉弦细稍数。

辨证:患者的职业是货车司机,发病前有过度劳累史,劳伤气血,正气不足,脉络空虚,营卫失和,腠理不密,易感风邪,此内因之所在;外因也很明显,夏季天热,睡前未关窗户,患者又习惯右侧卧位,所以左侧感受风寒较重,正虚邪重,内外合邪,痹阻经络,患侧肌肤经络失养,故见肌肤麻木,眼睛不能闭合,额纹消失,语言不利;患侧为健侧所牵引,故口角㖞向健侧。舌质淡,苔薄白,脉弦细数,可为气血不足、感受风邪的佐证,故本案的主要病因病机,可谓气血不足,风寒阻络。

治则:益气养血,祛风通络。

方剂:牵正散合当归补血汤加味。

处方:白附子 8g,白僵蚕 10g,全蝎 8g,蜈蚣 2 条,酒当归 15g,生黄芪 30g,荆芥 10g,防风 10g,粉葛根 30g。生姜 3 片,大枣 4 枚,红糖半匙,黄酒 1 匙为引,7 剂。

煎服方法:水煎服,日 1 剂,早饭前、晚饭后 1 小时左右各服 1 次,每次250~300ml,嘱其服药后避风。

电针:以患侧的阳白、四白、太阳、下关、颊车、地仓、夹人中、夹承浆穴为主;每次针 4~5 个穴位,选一对或者两对穴位加电,一般用疏密波或断续波,强度以面部肌肉轻微收缩抽动而不痛为度,每次通电 10~15 分钟,每日电针 1 次,7 次为 1 疗程。

1979 年 6 月 26 日二诊:经上述治疗 1 周后,病情已见好转,患侧眼睛已能闭合,但闭而不紧,患侧皱眉动作也稍有恢复,患侧面部肌肉麻木也有所减轻。

处方:白附子 10g,白僵蚕 12g,全蝎 10g,酒当归 15g,生黄芪 30g,赤白芍各15g,粉葛根 30g,防风 10g,炙甘草 10g。7 剂。煎服方法及药引和医嘱同前。电针治疗继续 1 个疗程。

1979年7月2日三诊:二诊后服药3剂,电针第3天,多项功能已经恢复,如面部肌肉感觉已恢复正常,眼闭合较紧,口角已较正,蹙额、鼓腮动作都能作,但力量仍不足,齿颊间仍有少量食物滞留。本周后4天,停用电针;继续服中药,三诊时病已痊愈。

追访10年未复。

[按　语]

本案的治疗,主方是牵正散和当归补血汤,牵正散(白附子、白僵蚕、全蝎)出自《杨氏家藏方》,以上三物等量为散,温酒送服,能祛风通络,化痰止痉。治风中头面经络,口眼㖞斜,已为中医所熟知。本案处方增荆芥、防风,以增发散风寒,疏通经络之力。又加蜈蚣,专入肝经,更增其通经络、息肝风之功。当归补血汤(黄芪、当归)出自《内外伤辨惑论》,主要功能是补气生血,补血帅血,本案处方加大了当归的用量,并在复诊中添加了赤白芍,以示补气养血并重。另外,本案处方重用葛根,亦有其妙义,据现代药理研究认为,葛根既有扩张心血管、脑血管,改善心脑循环之力,又有降低血糖、缓解肌肉痉挛之功。故本方既能益气养血解肌,又能祛风通络解痉,气血充足,风祛络通,肌肤得养,功能自复,面瘫当除。

临床上有些病,多种疗法并施比之单一疗法,其效更捷。本案中药内服配合电针治疗,充分发挥了中药和针灸双重治疗的优越性,比单一疗法效果好,疗程短,痛苦少。

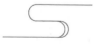

51. 嗜睡

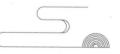

乔某,男,62岁,2011年3月2日初诊。

主诉:嗜睡8~9天。

病史:去年阴历年前后,患者父母相继去世,患者整日沉浸在悲痛之中,精神紧张,神情疲惫,情绪低落,甚至都不想活了。没有食欲,勉强进食则腹胀、便溏、头懵、心慌、惊恐不安。近8~9天来,突然嗜睡不醒,不分昼夜,可连续昏睡13~14个小时,强行唤醒后又迷迷糊糊地睡了。经检查,一家医院认为是癔

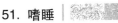

病;一家医院诊断为神经衰弱,但用西药7天后,仍不见好转,故求中医诊治。中医查体所见,患者精神萎靡,睡眼蒙眬,面色微黄,舌质黯红,苔白厚腻,脉沉细稍数。

辨证: 从病史中,一方面说明,患者较长时间在悲痛之中,精神过度紧张,气血暗耗,正气虚弱;另一方面提示,在这期间,没有食欲,勉强进食则腹胀、便溏、头懵、心慌、惊恐不安,说明脾胃气虚,气血乏源,已有心脑缺血、缺氧之状。再结合四诊所见,患者精神萎靡,睡眼蒙眬,面色微黄,舌质黯红,苔白厚腻,脉沉细稍数,脾虚生湿,湿郁化热,炼津为痰,元神空虚,痰蒙清窍,故嗜睡难醒。所以本案可谓气血暗耗加气血乏源,上气不足,痰热蒙蔽清窍之嗜睡。

治则: 健脾益气,清热化痰,醒神开窍。

方剂: 四君子汤合三仁汤加减。

处方: 太子参20g,茯苓15g,炒白术30g,炒杏仁15g,白蔻仁10g,薏苡仁30g,清半夏10g,淡竹叶20g,酒黄芩10g,西滑石20g,石菖蒲15g,苦桔梗15g,炙远志10g。3剂。

煎服方法: 水煎服,日1剂,早晚饭后1小时左右各服1次,每次250~300ml。

2011年3月5日二诊:服上方3剂后,睡意稍减,食欲稍增,腹胀便溏也有好转,舌质较红,脉细数明显,说明痰热蒙蔽清窍依然较重。

处方: 太子参20g,茯苓15g,炒白术30g,甜杏仁15g,白蔻仁10g,薏苡仁30g,胆南星8g,浙贝母10g,鲜竹沥30g(冲),酒黄芩10g,石菖蒲15g,苦桔梗15g,炙远志10g。7剂。煎服方法同前。

2011年3月13日三诊:服上方7剂后,嗜睡症状基本消除,饮食增加,二便正常,唯有时仍有头懵现象。

处方: 改用二陈汤、三子养亲汤和四君子汤加减,以善其后,巩固疗效。

[**按　语**]

本案患者,短期内父母双亡,精神过度紧张,气血暗中耗伤;加之脾阳不足,脾胃气虚,土不治水,水饮内生,郁久化热,炼津为痰,痰饮又为阴邪,易伤阳气易阻气机,易致清阳不升,浊阴上犯,蒙蔽清窍,而致昏昏欲睡。故用四君子汤益气健脾,一方面开发气血生化之源以治本,另一方面截疾之源,以治标。结合三仁汤加减,清热利湿,宣畅气机,又加桔梗、菖蒲、远志,以增开窍醒神之力,证宜此方,方益此症,故而疗效满意。

52. 失眠(一)

张某,男,46岁,干部,1975年7月8日初诊。

主诉:严重失眠7~8天。

病史:1个月前,刚开始是有点头懵、耳鸣,继而心烦失眠,体倦乏力,精神不振,经县医院全面体检,没有发现明显的阳性结果,因本案患者是县委书记,所以一直坚持工作,然"文革"后期各派都争着进领导班子,都要求把一碗水端平。白天要抓革命促生产,晚上各派都去找他,人事关系复杂。为了安静地休息一夜,有时让司机把车开到偏僻的地方,在车上心惊胆战地睡一宿,也是一种享受。久而久之,这位书记确实不能坚持工作了,经领导批准,休息一个月,病愈后,另行安排工作。休息后,用西药艾司唑仑1mg睡前服,还静脉滴注葡萄糖、维生素C等,后改为地西泮注射液10mg,睡前肌内注射,亦无效;又请中医用朱砂安神丸、人参归脾丸等也罔效。此刻请中医学院的专家会诊所见:形体消瘦,面色潮红,自述现在已经彻夜不眠6~7天,同时心烦急躁,头懵耳鸣,身困汗出,五心烦热,精神恍惚,舌质红,苔薄黄,脉细数。

辨证:患者因职务和时局所致,过度操劳,损伤心脾,脾虚气血乏源,心无血可主,则心烦急躁,身困乏力;长期夜不能眠,担惊受怕,则阴血暗耗,阴虚生内热,则五心烦热;神窍失养,则头懵耳鸣,精神恍惚;内热迫津外泄,故经常汗出;形体消瘦,面色潮红,舌红、苔黄、脉细而数皆内虚内热之证。然本案的主症是严重失眠,从以上辨证可见,该案的病因病机比较复杂,它既像"脏躁",又像"百合病",又似虚劳虚烦不得眠的酸枣仁汤证。综观以上脉症病史,概要言之,本案的主要病因病机应是阴气虚于内,阴虚生内热,阴不能内守,孤阳独行于外,阳气不能入于阴,故而彻夜不眠也。

治则:养阴清热,交通阴阳。

方药：酸甘百合地黄汤[1] 加减。

处方：百合 30g，生地 15g，炒酸枣仁 30g，川芎 10g，朱茯神 15g，知母 15g，小麦 30g，大枣 30g，炙甘草 10g，净萸肉 15g，生龙牡（先煎）各 30g。3 剂。

煎服方法：水煎服，日 1 剂，早晚饭后 1 小时左右各服 1 次，每次 250~300ml。

1975 年 7 月 11 日二诊：服 1 剂药后即能睡 2~3 个小时，3 剂药尽，每晚已能睡 4~5 个小时，且白天有时也迷迷糊糊想睡。睡眠好了，全身都舒服多了，头懵耳鸣，心烦急躁，精神恍惚都有好转。自觉食欲较差，脉舌无大变化。

处方：百合 30g，生地 15g，炒酸枣仁 20g，焦三仙各 10g，朱茯神 15g，知母 15g，小麦 30g，大枣 20g，炙甘草 10g，净萸肉 12g，生龙牡（先煎）各 30g。3 剂。煎服方法同前。

1975 年 7 月 14 日三诊：睡眠基本正常，五心烦热消失，已无明显汗出，饮食增加，精神舒畅，病告痊愈。

［按　语］

本案患者，属基层领导干部，又在特殊时期，工作压力和精神压力都比较大，这次有病，领导批准，休息一个月，卸下了工作负担，是病迅速痊愈的原因之一。本案的中药治疗：

用了酸甘百合地黄汤加减，该方为酸枣仁汤、甘麦大枣汤和百合地黄汤的合方，三方均出自《金匮要略》。酸枣仁汤（酸枣仁、甘草、知母、茯苓、川芎）用治"虚劳虚烦不得眠"，即指心中郁郁而烦，虽卧而不能睡眠之症，其主要病因病机是：心肝阴血不足，阴虚生内热，热扰神明，神魂浮越，而致心不藏神，肝不藏魂之失眠症。甘麦大枣汤（甘草、小麦、大枣），《金匮》用治"妇人脏躁，喜悲伤欲哭，象如神灵所作，数欠伸"之证，其主要病因病机是：内脏阴血亏虚，脏腑失于濡养，而见精神动作躁动不安之状。百合地黄汤（百合、生地黄汁），《金匮》用治"百合病"，其主要病因病机是：心肺阴虚内热，心主血脉，肺朝百脉，

---

[1] 刘茂林经验方酸甘百合地黄汤方药组成：百合 30g，小麦 30g，酸枣仁 30g，生地 15g，知母 15g，茯苓 15g，川芎 10g，生甘草 10g，大枣 10g。

心肺阴虚内热,则百脉俱病,故见想睡又睡不着、精神不协调等来去恍惚的症状。失眠、脏躁、百合病的临床表现各有侧重,但病因病机皆为内脏阴血亏虚,阴虚生内热,脏腑、神明、肢体失于濡养,故见失眠,精神、动作不协调之症。《素问·痹论》云:"阴气者,静则神藏,躁则消亡。"言其五脏之阴血充足、平静,则精神内藏;阴血消亡,则躁动不安。以上三方合之,相辅相成,相须为用,各展其长,共奏清养心肺、泄热安神之功。

百合、生龙骨、生牡蛎在本案中的巧用。百合味甘微寒,清养心肺,益气安神,《本草正义》载:"百合之花,夜合朝开,以治肝火上浮,夜不成寐,甚有捷效,不仅取其夜合之义,盖甘凉泄降,固有以靖浮阳而清虚火也。"陈修园更明确指出:"百合其花,朝开暮合……能引阳气而归阴分。"生龙骨功擅平肝潜阳,生牡蛎功专敛阴潜阳,二物合之,相须为用,潜阳入阴,以敛浮阳,实可交合阴阳也。故以上三方,合此三物,恰投阴气虚于内,阴虚生内热,孤阳独行于外,阳气不入于阴的顽固性失眠。各药相辅相成,相得益彰,充分发挥养阴清热、交通阴阳之功。

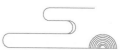

53. 失眠(二)

耿某,女,52岁。2011年6月5日初诊。

主诉:失眠多梦加重月余。

病史:患者为当地较有名气的女企业家,近年来企业不太景气,三角债务缠身,昼思夜想,无计可施,久而久之,酿成心烦失眠,急躁而怒,并伴见口干口苦、心悸胆怯、头晕耳鸣、便秘尿赤等症,近2~3个月来复因家务生气,病情更加严重。中医查体所见,形体消瘦,舌体较红,少苔缺津,脉细稍数。

辨证:本例患者,债务缠身,思虑太过,损伤心脾,心血暗耗,加之脾虚血源不济,营血亏虚,心失血养,则心烦失眠,心悸胆怯;阴血不足,阴虚内热,一方面,热扰肝胆,复因家事不和,肝郁气滞,故而口干口苦,急躁而怒;另一方面,心主血脉,肺朝百脉,心肺阴虚内热,则百脉俱病,故有形体消瘦,头晕耳鸣,便秘尿赤,舌体较红,少苔缺津,脉细少数等症。所以本案的主要病因病机,当属心肺阴虚内热。

治则: 清养心肺,泻热安神。

方剂: 酸甘百合地黄汤加减。

处方: 百合 30g,生地 15g,炒酸枣仁 30g,淮小麦 30g,知母 15g,黄柏 6g,龙胆草 6g,桑椹 10g,合欢花 15g(后下),首乌藤 30g,生甘草 10g,莲子心 3g。大枣 5 枚为引,7 剂。

煎服方法: 水煎服,日 1 剂,早晚饭后 1 小时左右各服 1 次,每次 250~300ml。

2011 年 6 月 14 日二诊:服上方 7 剂后,心烦失眠、急躁易怒明显好转;心悸胆怯、头晕耳鸣也有所减轻;小便已较正常;口干口苦也稍好些;唯有大便依然不畅,脉舌无明显变化。

处方: 百合 30g,生地 15g,炒酸枣仁 30g,淮小麦 30g,知母 15g,大黄 8g,油当归 15g,龙胆草 6g,合欢花 15g(后下),首乌藤 30g,生龙牡各 30g(先煎),生甘草 10g,7 剂。药引及煎服方法同前。

2011 年 6 月 23 日三诊:又服上方 7 剂后,诸症全面好转,唯有时腹痛,食欲欠佳,脉舌已近正常。

处方: 百合 30g,生地 15g,炒酸枣仁 30g,淮小麦 30g,知母 15g,炒白芍 30g,油当归 15g,焦三仙各 10g,合欢花 10g(后下),首乌藤 30g,生龙牡各 30g,炙甘草 10g。7 剂。药引及煎服方法同前。

2011 年 7 月 2 日四诊:服上方 7 剂后,腹痛已止,食欲增加,患者害怕失眠反复,要求改丸散巩固治疗。

处理: 6 月 23 日方原方原量 5 剂,共为细面,加等量蜂蜜为丸,每丸 10g 重,早、中、晚饭后 1 小时左右各服 1 丸,约服 3 个月。2 年后电话随访,称服尽中药后至今一直睡眠较好。

[按 语]

酸甘百合地黄汤由《金匮要略》中的酸枣仁汤、甘麦大枣汤和百合地黄汤三方巧妙组合而成。本案为心肺阴虚内热,热扰心神,神不守舍之失眠,药投病机,故而疗效满意。《景岳全书》中有载:"无邪而不寐者,必营气之不足也,营主血,血虚则无以养心,心虚则神不守舍。""思虑劳倦,惊恐忧疑,及别无所累而常多不寐者,总属真阴精血之不足,阴阳不交,而神有不安其室耳。"本案即属于此类。

54. 水肿（一）

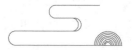

桑某,男,68 岁,2013 年 10 月 28 日初诊。

主诉:四肢浮肿加重 10 多天。

病史:患者自述,10 年前查出气管炎,后又发现肺气肿,2 年前发展成肺心病,听说肺心病是比较严重的疾病,从此戒掉了已有 30 年的吸烟习惯。但四肢浮肿,时轻时重,尤以两脚更甚。前几天单位组织重阳节旅游回来,不但脚肿、两小腿也肿了,以前因浮肿曾多次住院,自己深知住院也没有什么好办法,故急来求中医诊治。中医查体所见,两膝以下中度浮肿,按之凹陷不起;两手轻度浮肿,按之凹陷明显。面色萎黄,心悸怔忡,胸闷气短,失眠健忘,纳呆便溏。舌体胖,舌质淡,苔薄白,脉虚细。心脏彩超提示:肺动脉、主动脉及二尖瓣和三尖瓣均有少量反流,右心室增大,心功能为 Ⅱ～Ⅲ级。

辨证:从病史来看,肺部有病已有十几年,中医认为肺属金,脾属土,土生金,脾为肺之母,子病日久,子盗母气,而致脾气亏虚;加之体弱旅游劳伤心脾,气血双亏。脾气亏虚,气血乏源,故见面色萎黄,纳呆便溏;心血不足,血不养心则见心悸怔忡,胸闷气短,失眠健忘;舌体胖,舌质淡,苔薄白,脉虚细,皆气血俱虚之象。又因脾属土,主四肢,故脾虚土不治水,水溢四肢,易生四肢浮肿;心气不足,气血推动乏力,易使气滞血瘀,血瘀水停,水气外溢,水为有形之阴邪,其性下趋,故两下肢肿甚。所以本案可谓心脾气血两虚,气血推动无力,血瘀水溢之阴水。

治则:补益心脾,化瘀利水。

方剂:归脾二子汤[1] 加减。

处方:红参 10g,黄芪 30g,炒白术 20g,朱茯神 15g,酒当归 15g,龙眼肉

---

[1] 刘茂林经验方归脾二子汤方药组成:人参 10g,白术 15g,白茯苓 15g,当归 15g,炙黄芪 30g,龙眼肉 15g,炒枣仁 20g,远志 10g,木香 8g,车前子 15g(包煎),葶苈子 12g,炙甘草 8g。生姜 3 片、大枣 4 枚为引。

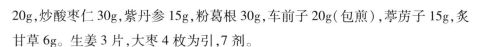

20g,炒酸枣仁30g,紫丹参15g,粉葛根30g,车前子20g(包煎),葶苈子15g,炙甘草6g。生姜3片,大枣4枚为引,7剂。

煎服方法:水煎服,日1剂,早晚饭后1小时左右各服1次,每次250~300ml。

2013年11月5日二诊:服上方7剂药后,四肢浮肿明显减轻,胸闷气短、心悸怔忡、失眠健忘也有好转,大便已较正常;但依然没有食欲,脉舌亦无明显改变。

处方:红参10g,黄芪30g,朱茯神15g,炒白术20g,酒当归15g,龙眼肉20g,炒酸枣仁30g,紫丹参20g,砂仁8g(后下),陈皮10g,车前子20g(包煎),葶苈子15g,炙甘草8g。生姜3片,大枣4枚为引,7剂。煎服方法同前。

2013年11月13日三诊:又服7剂药尽,诸症全面好转,四肢浮肿基本消尽,患者精神较好,但行动则依然心悸、气短,脉舌也较正常。

处方:红参10g,黄芪20g,朱茯神15g,炒白术20g,酒当归15g,龙眼肉20g,炒酸枣仁30g,净萸肉15g,桑椹20g,砂仁8g(后下),车前子15g(包煎),葶苈子10g,炙甘草8g。7剂。药引及煎服方法同前。

2013年11月21日四诊:自述服上方7剂后,精神力气都有好转,现在活动后心悸、气短已不明显,故效不更方,上方又开15剂,巩固治之。

半年后来看呼吸病,言浮肿未再发生。

[按　语]

关于本案的治疗,主方是"归脾二子汤"。为刘老所创新方之一。本方用归脾汤之主药,以解心脾气血双亏之证,如面色萎黄,心悸怔忡,胸闷气短,失眠健忘,纳呆便溏等;本案加丹参、粉葛,以解气滞血瘀,水停外溢之病机;加二子(车前子、葶苈子)为本方的创新之处,据现代药理研究认为,车前子既有显著的利尿作用,又有促进呼吸道黏液分泌的祛痰功效,对本案既有呼吸病史,又有水肿的病证尤为适宜;葶苈子既有明显的强心作用,又能使心肌收缩力增强,心率减慢,能对衰弱的心脏起增加输出量和降低静脉压作用,所以葶苈子是治疗心力衰竭、胸闷、气短而又四肢浮肿之妙品。故车前子使水从小便而出,葶苈子使水从大便而下,前后分消,堪称治疗心衰而有水肿者不可或缺的两员大将。

55. 水肿(二)

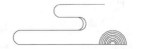

周某,女,63 岁,郑州市退休干部,2006 年 4 月 1 日初诊。

主诉: 四肢浮肿,下肢较重已半年余。

病史: 半年前,不明原因自觉手脚郁胀,继而发现足背按之有凹陷,到医院检查做心脏彩超提示:二、三尖瓣有少量反流,血压:95/55mmHg,认为可能与心脏有少量反流、血压偏低有关。用了 2～3 个月的西药,血压稍好些(100/60mmHg),但浮肿未见减轻,且有加重之势。除浮肿外,又增加了四肢怕冷,腹满食少,频繁喝水,口渴不解,口咽干燥等症。自己认为是否和白天看两岁多的孙子比较疲劳,晚上还要和他睡在一起,导致睡眠不好有关? 想请中医看看。中医查体,望其面色萎黄,舌体胖大,舌质淡,苔薄白,脉浮弦乏力。

辨证: 从病史来看,患者已是 60 多岁的退休之人,本应以休养为主,但现在整天照看两三岁的孙子,比较劳累,特别是晚上还得照顾孩子睡觉,势必对自己的睡眠有些影响。劳倦伤脾,脾虚运化失职,一方面水湿停聚,外溢肌肤,可以直接发生水肿;另一方面,脾气亏虚,水湿壅盛,水为有形之阴邪,易伤阳气,易阻气机。再者,肾为真阳之所居,阳虚日久必致肾阳不足,肾气亏虚,膀胱气化失司,开合不利,水湿停聚直接加重了水肿之势。又因肾阳不足,水不化气,饮后水液在体内没有循环起来,故见四肢怕冷,虽频繁喝水,但仍有口渴不解和眼干燥等症。肾阳虚,脾阳失助,反过来又加重了脾气的亏虚,所以又增加了腹满少食之症。正如《素问·至真要大论》"诸湿肿满,皆属于脾",综上所述,本案的病因病机当属脾肾阳虚。水湿外溢的水肿为主证,而四肢怕冷,渴饮不解,口咽干燥和腹满食少等为次生之症和兼症。

治则: 温补脾肾,益气除湿。

方药: 真武汤合人参汤加减。

处方: 太子参 15g,生黄芪 30g,炮附子 8g(先煎),干姜 10g,赤白芍各 15g,茯苓 15g,炒白术 20g,车前子 15g(包煎),炙甘草 6g。生姜 3 片,大枣 4 枚为引。7 剂。

煎服方法: 水煎服,日 1 剂,早、晚饭后 1 小时左右各服 1 次,每次 250～

300ml。

2006年4月7日二诊：服上方7剂，浮肿明显减轻，渴饮和口咽干燥也大有好转，唯腹满食少没有明显改善，脉较前有力，舌苔大体同前。

处方：太子参15g，炮附子6g，干姜10g，赤白芍各15g，茯苓15g，炒白术20g，砂仁8g（后下），陈皮10g，炙甘草6g，生姜3片，大枣4枚为引。7剂。煎服方法同前。

2006年4月15日三诊：服药近半月，半年之久的浮肿等症皆已平息，可见经方之神功，经方与经方的巧妙组合，更显桴鼓之效。

［按　语］

真武汤主要功效是温补脾肾，散利水湿，是中医治疗脾肾阳虚、水湿外溢的基本方。人参汤其主要功效是补气健脾，温中散寒，主治脾胃气虚、寒湿阻滞之证，以上两方合之，刘老将其名为真人汤，可谓是证宜是方，方宜是证。患者问曰：我看你所用之药并无养阴清热之品，为何我的渴饮不解和口咽干燥之症却随之缓解？问得好，如此来看久病或可成良医。就本案而论，脾肾阳虚、水湿外溢而发水肿是其主因、主症，渴饮不解、口咽干燥可谓次症，而腹满食少当属兼症。为什么没有用滋阴清热之剂而上部的燥热能自解呢？这还是因为脾肾的阳气得到恢复，脾之阳气来复，则脾能散精于肺，肺又能布津于血脉，是其原因之一；而肾阳充足，肾主水，水能化气，膀胱气化功能来复，则水液周流全身，是另一个原因，而且是更重要的原因。中医将此称之为下寒上燥，或下寒上热，温其下，上自清，所以只要脾肾阳气来复，不治上而上症自解。

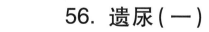

56. 遗尿（一）

黄某，女，64岁，2008年2月28日初诊。

主诉：遗尿加重1周。

病史：患者因脊髓肿瘤，10年前做了手术，之后就有遗尿症，但多数情况下自己能控制，下地活动全靠轮椅助行。近1周来遗尿严重，躺着坐起，或从床上到轮椅，或轮椅震动，或咳嗽、用力，都会遗尿不止，痛苦不堪，无奈之下，只好约余到家诊之。观其面色㿠白,舌体胖大,舌质黯淡,苔薄白多津,脉沉细缓。

辨证:患者因病术后,靠轮椅助行已十余年,多数情况是在床上度过的,中医认为久病多虚,久卧伤气。再结合四诊所见,面色㿠白,舌体胖大,舌质黯淡,苔薄白多津,脉沉细缓,一派脾胃阳虚之象,故判断本案的主要病因病机当属肾阳不足,肾气亏虚,膀胱气化失职之遗尿。

治则:温补脾肾,恢复膀胱气化功能。

方药:止尿饮[1]加减。

处方:红参10g,炮附子8g,升麻12g,黄芪30g,炒山药30g,桑螵蛸30g,益智仁12g,金樱子15g,覆盆子15g,上肉桂5g。6剂。

煎服方法:水煎服,日1剂,早晚饭后1~2小时左右各服1次,每次250~300ml。

2008年3月15日二诊:服上方后,已基本能控制排尿,又继服上方4剂后,已告痊愈。

[按 语]

本案实属久病多虚,久卧伤气,肾阳不足,肾气亏虚,膀胱气化失职而遗尿的严重病例。治以参附汤加升麻、黄芪,益气回阳,恢复肾气,肾气来复,膀胱气化如常,则水循常道运行周身,尿液定时排出;炒山药、桑螵蛸、益智仁、金樱子、覆盆子,均有补益脾肾,固精止尿之力;上肉桂补元阳,助肾气,脾得补则水有所治;肾气复,则膀胱气化复职。以上十味药合之,脾胃之气得补,膀胱气化复常,水循常道运行,尿从尿道排出,遗尿之症当除。

57. 遗尿(二)

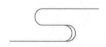 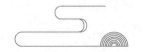

侯某,男,8岁,2008年11月19日初诊。

---

[1] 刘茂林经验方止尿饮方药组成:红参10g,炮附子6g,升麻10g,黄芪30g,炒山药30g,炒白术30g,益智仁12g,金樱子15g,桑螵蛸30g,覆盆子15g,炙甘草10g。生姜3~4片,大枣5~6枚为引。

主诉：其母代述，孩子从小就夜间尿床，近来甚至一夜尿床 2~3 次。

病史：小孩从小就有尿床的毛病，现在上二年级了还尿床，白天贪玩，中午也不睡，晚上睡得特别深沉，甚至一夜尿床 2~3 次，自己也觉得不好意思，心情有些压抑，学习成绩也受影响，在家长的劝说下，患儿同意服用中药治疗。中医查体所见，面色㿠白，四肢厥冷，舌质淡，苔薄白，脉沉细乏力。

辨证：从患儿就诊时间来说，11 月的 19 日，按照规定，郑州地区应该供暖气了，但是患者的住处没有供暖设备，三间房子只生了一个小炉子，屋子里还是比较冷的。从四诊所见来看，面色㿠白，四肢厥冷，舌质淡，苔薄白，脉沉细乏力，一派脾肾阳虚之状。故本案遗尿的主要病因病机，当属脾肾阳虚，膀胱气化失职所致。

治则：温补脾肾，益气回阳，恢复膀胱气化为先务。

方药：止尿饮加减。

处方：红参 8g，炮附子 6g，升麻 6g，炒白术 15g，炒山药 15g，桑螵蛸 15g，金樱子 10g，覆盆子 10g，益智仁 8g，净萸肉 6g。生姜 3 片，大枣 4 枚为引。7 剂。

煎服方法：水煎服，日 1 剂，早晚饭后 1 小时左右各服 1 次，每次 150~200ml。并嘱其想法把房子搞暖和。同时在患儿睡后 1~2 小时，喊他主动排尿 1~2 次。

2008 年 11 月 26 日二诊：屋子里增添了壁挂炉，室内温度提高了，其母代述服药 7 剂后，只尿床 2 次，四肢依然较凉，脉舌变化不大。

处方：红参 8g，炮附子 6g，升麻 6g，黄芪 15g，炒白术 15g，炒山药 15g，桑螵蛸 15g，金樱子 10g，覆盆子 10g，上肉桂 5g，净萸肉 6g。7 剂。药引及煎服方法同前。

2008 年 12 月 4 日三诊：其祖母代述，这 7 剂药服 3 天后就没有再尿床，手脚也不那么凉了，问是否可以停药？为巩固疗效，上方又开 6 剂，以防反复。

[按 语]

"止尿饮"本为脾肾阳虚、固精缩尿而设，二诊又加黄芪、肉桂，以增强益气健脾之力和温补肾阳之功。明代戴思恭说："睡着尿床者，此亦下元冷，小便不禁而然。"余在临床上凡遇命门火衰、膀胱气化失职而尿床的小孩，以此方加减试治，屡治屡效。

58. 遗尿（三）

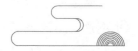

昌某,女,65 岁,1996 年 6 月 14 日初诊。

主诉:见流水及闻水声即遗尿加重半年。

病史:"年轻时曾剖宫产 2 次,我们工人 50 岁就可以退休,退休前亦有见流水即生尿意的情况,但当时年轻尚能控制,退休后在厨房活动较多,一开水管见流水,立生尿意,走不到卫生间即尿裤子,有时听到流水声也会尿裤子,别人看似小病,我却觉得非常痛苦,人家退休后多次外出旅游,我一次也不敢去,怕见流水就尿,怕闻流水则遗(尿)。虽经多方调治,见效甚微,且近半年来有日渐加重之势,故想请中医再予详细诊治。"中医查体所见:主症已如所述,患者面色憔悴,腰膝酸软,神疲乏力,畏寒肢冷,小便频数,舌体胖,舌质淡,苔薄白,脉虚弱,尺部尤甚。

辨证:从病史观之,年轻时剖宫产 2 次,肾之元气受损无疑,加之年高体弱,元气不足,元气即肾之元阳也。肾阳不足,肾气亏虚,关门失守,封藏失职,膀胱失约,故多遗尿不能自控。关于闻见流水则遗尿不能控制之理,尚待探讨之中。笔者以为,这种现象似与巴甫洛夫的条件反射论有相似之处。腰膝酸软,神疲乏力,畏寒肢冷,小便频数,舌体胖,舌质淡,苔薄白,脉虚弱,皆可谓肾阳虚、肾气不足的佐证。故本案遗尿的主要病因病机,可谓肾阳虚,肾气不足,膀胱失约。

治则:滋肾阴,助肾阳,化生肾气,固涩止尿。

方剂:肾气丸加减。

处方:熟地 15g,炒山药 30g,酒萸肉 12g,肉桂 5g,炮附子 8g,红参 10g,桑螵蛸 20g,益智仁 15g,枸杞子 12g,鹿角胶 10g(冲),炒杜仲 10g。生姜 3 片,大枣 4 枚为引。7 剂。

煎服方法:水煎服,日 1 剂,早晚饭后 1~2 小时左右各服 1 次,每次 250~300ml。

1996 年 6 月 21 日二诊:遵医嘱服上方 7 剂后,腰膝酸软,神疲乏力,畏寒肢冷明显减弱,小便次数也有所减少,脉舌无明显变化;见流水、闻流水声依然遗尿不能自控。

处方:熟地 15g,炒山药 30g,酒萸肉 12g,肉桂 5g,炒附子 8g,红参 10g,桑螵蛸 20g,益智仁 15g,金樱子 15g,覆盆子 15g,鹿角胶 10g(冲)。7 剂。

药引及煎服方法同前。

1996 年 6 月 30 日三诊:服上方 7 剂后,小便次数基本正常,见流水闻水声,尿急感已能控制。效不更方,6 月 21 日方继服 7 剂,巩固治之。

1996 年 7 月 7 日四诊:患者精神非常好,见面即说我也可以出去旅游了,我的病全好了。医者和患者同样高兴,嘱其再服一段时间桂附八味丸,巩固疗效。

[按 语]

本案见流水及闻水声即遗尿病,在五六十岁退休后的人群中并不少见,多为年高体弱,元气亏虚,再加年轻力壮时不注意保护真元之气,致使肾阳不足,肾气亏虚,肾失封藏之职,膀胱失其约束之力,故而尿急,尿频,闻见流水声不能自控而遗尿。该案用金匮肾气丸加减,疗效堪称满意。以肾气丸减"三泻"(茯苓、丹皮、泽泻)加枸杞子、杜仲、鹿角胶滋肾阴,助肾阳,肾阳蒸腾肾阴化生肾气;增红参、桑螵蛸、益智仁、金樱子、覆盆子益气固精缩尿,效果良好。

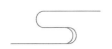 # 59. 热淋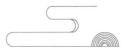

焦某,女,36 岁,2001 年 7 月 10 日初诊。

主诉:尿少黄赤,灼热刺痛,加重 4~5 日。

病史:患者从半年前即发现尿急,尿频,尿后余沥不尽;近 4~5 日来病情突然加重,尿少黄赤,灼热刺痛,甚至点滴不通,并见少腹拘急,痛引腰腹,大便干结等,经当地医院检查并无明显器质性病变。中医查体见,患者表情痛苦,面色潮红,舌质红,苔黄腻,脉弦滑数。

辨证:患者尿痛,尿频,尿后余沥不尽已半年余。近来病情突然加重,尿少黄赤,灼热刺痛,甚至点滴不通,并伴见少腹拘急,痛引腰腹,大便干结,可见病位在肾与膀胱,其病性为湿热瘀阻下焦;舌质红,苔黄腻,脉弦滑数,应为湿热瘀阻膀胱之佐证。故本案的主要病因病机当是下焦湿热,瘀阻膀胱。

治则:清热利尿,逐瘀通淋。

方剂:热淋通[1]加减。

处方:木通 10g,车前子 30g(包煎),大黄 10g,粉葛根 30g,滑石 20g,红栀子 10g,淡竹叶 30g,白茅根 30g,苦桔梗 15g,川牛膝 15g,生甘草 10g。3 剂。

煎服方法:水煎服,早饭前、晚饭后 1 小时左右各服 1 次,每次 250 ~ 300ml。

2001 年 7 月 13 日二诊:服上方 3 剂后,尿量增加,灼热刺痛减轻,大便较前畅快,药投病机,效果显著,守上方继服 7 剂。煎服方法同前。

2001 年 7 月 21 日三诊:又服上方 7 剂后,诸症若失,患者初诊时的痛苦已被心情舒畅所替代,问是否可以停药?嘱其可服用知柏地黄丸,巩固治疗。

[按　语]

关于本案的诊断:《诸病源候论》云:"热淋者,三焦有热,气搏于肾,流入于胞而成淋也。"又说:"热淋者……其状小便赤涩。"本案尿少黄赤,灼热刺痛,甚至点滴不通,小便赤涩备矣。

治疗:清·罗国纲《罗氏会约医镜》说:"凡一切淋病,小便赤涩而痛者,必有热证,方以清热为急。"本案所用"热淋通",为刘老所创新方之一。本方实由"八正散"和"导赤散"加减化裁而成。①八正散去萹蓄、瞿麦,仍具有清热泻火、利尿通淋之功。②导赤散悉数全到,养阴清热,利尿通淋。这里要特别指出的是,八正散中巧用大黄一物,既能荡涤邪热,活血化瘀而利尿,又能宽肠下气,通利大便,实有前后分消之妙用。在导赤散中重用淡竹叶一味,以增强清心火、利小便之力。另外还要强调的是苦桔梗在方中的妙用,苦桔梗,专入肺经,宣其上,开其下,以求"上窍开,则下窍自通"之功。实为"病在下,取之上"之法的具体运用,亦即众人所谓的"提壶揭盖"之法也。

---

[1] 刘茂林经验方热淋通方药组成:木通 10g,车前子 30g(包煎),大黄 10g,滑石 20g,栀子 10g,生地 10g,淡竹叶 30g,苦桔梗 15g,川牛膝 15g,灯心草 5g,生甘草 10g。

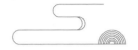

60. 石淋

陈某,男,24岁,2003年4月28日初诊。

主诉:在本院B超显示有肾结石。

病史:1年前在北京某高校学习时,发现腰腹隐痛,有时排尿突然中断,少腹时有拘急疼痛。去年暑假毕业后,回到河南工作,排尿不利时有发生,昨天来本院做B超,显示左肾有一6mm×4mm的强回声团,后伴声形;右肾有一5mm×4mm的强回声团,后伴声形,结果提示双肾结石。中医查体所见:面色少华,精神压力较大,舌质较红,苔薄而微黄,脉弦稍数。

辨证:1年前已发现腰腹隐痛,排尿会突然中断,少腹时有拘急疼痛,可见有肾结石病已年余。初诊B超显示有肾结石无疑,中医查体四诊合参,面色少华,精神压力大,舌质红,苔微黄,脉弦数,应是湿热下注,蕴积于肾和膀胱,尿中渣滓与湿热结聚成石,阻塞尿路,而成斯疾。故本案的主要病因病机,应是湿热成石,阻塞尿路之石淋。

治则:清热利湿,通淋排石。

方剂:石淋通加减。

处方:金钱草30g,海金沙30g(包煎),鸡内金15g,石韦20g,冬葵子15g,萹蓄15g,瞿麦15g,滑石20g(包煎),车前子15g(包煎),木通10g,川牛膝15g,琥珀粉5g(冲),生甘草8g。5剂。

煎服方法:水煎服,早饭前、晚饭后1小时左右各服1次,每次250~300ml,并嘱其多喝水,多憋尿,腰部多运动。

2003年5月2日二诊:其家人代诉,服上方3剂后,自觉疼痛由腰部下移到少腹,在多喝水、腰部多运动和努力憋尿的情况下,排尿时像是排出了结石,要求B超验证之。

随即开单做B超检查,做B超的医生也很惊奇,"你吃了什么药?两块结石都没了。"之后这个患者又介绍了几位肾结石的患者来求治。

[按 语]

　　"石淋通"是刘老治疗石淋的经验方,它的组成由三金(金钱草、海金沙、鸡内金)和石韦散(石韦、冬葵子、瞿麦、滑石、车前子)加萹蓄、木通、川牛膝而成。三金,刘老将其称为"三金散"。"三金散"合琥珀粉,有较强的排石消坚功效。而石韦散,清热作用不如八正散,《证治汇补》讲"治砂淋有特长"。还要特别指出的是川牛膝在本方中的重要作用,本品苦降,性善下行,能引诸药下行,活血通经,利尿通淋,祛瘀止痛,治疗石淋,功不可没。

61. 肾著

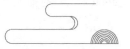

　　屠某,男,42 岁,2013 年 10 月 6 日初诊。

　　主诉:腰腿沉重冷痛加重月余。

　　病史:患者于 3 个月前,在一次外出钓鱼时,突遇暴风雨,通身湿透,回家后得了一次重感冒,落下了腰腿疼痛之病。虽经多方治疗,但近 1 个多月来,病情逐渐加重。中医查体所见:面色萎黄,两手抵腰,以减缓腰部沉重冷痛之势,两腿走路笨重,自觉沉重凉痛,活动不便,并伴身困乏力。舌体较胖,舌质黯淡,苔白而腻,脉沉缓弱。

　　辨证:从病史来看,患者突遇暴风雨,且通身湿透,有明显受寒湿的经历,但通身湿透为什么只落了腰腿病呢?按《素问·评热病论》所云:"邪之所凑,其气必虚。"此言气所虚处,邪必凑之,即素体肾气不足者,则寒湿之邪独留肾之外府,故腰腿沉重冷痛。寒为无形之阴邪,其性收引凝滞,易致不通则痛;湿为有形之阴邪,其性重着黏滞,易伤阳气,易阻气机,更加重了沉重冷痛之势。舌体较胖,舌质黯淡,苔白而腻,脉沉缓弱,皆脾肾阳虚、寒湿凝滞之象;湿滞则重,故伴见身困乏力,阳虚加寒邪,气虚加湿滞,沉重疼痛也。其本在阳气亏虚,其标在寒湿阻滞。所以本案的主要病因病机,当属脾肾阳虚,寒湿痹着肾之外府也。

　　治则:温阳益气,健脾化湿。

　　方剂:甘姜苓术汤加味。

处方:党参 30g,茯苓 20g,炒白术 15g,桂枝 10g,干姜 8g,炮附子 6g,川续断 15g,炒杜仲 10g,炙甘草 10g。生姜 3 片,大枣 4 枚为引,7 剂。

煎服方法:水煎服,日 1 剂,早晚饭后 1 小时左右各服 1 次,每次 250~300ml。

2013 年 10 月 14 日二诊:服上方 7 剂后,腰腿凉痛明显减轻,但腰腿沉重感似无明显好转。

处方:党参 30g,茯苓 20g,炒白术 15g,桂枝 10g,干姜 8g,炮附子 6g,川续断 15g,炒杜仲 10g,车前子 15g(包煎),怀牛膝 15g,炙甘草 10g。15 剂。

药引及煎服法同前。

2013 年 11 月 2 日三诊:服上方 15 剂药尽,诸症全面好转,腰部活动灵活,两腿行走轻便。嘱其再服 14 日方 7 剂巩固治之。

2 年后电话随访,一切健康。

[按　语]

"肾著"病名,首见于《金匮要略》,原文云:"肾著之病,其人身体重,腰中冷,如坐水中,形如水状,反不渴,小便自利,饮食如故,病属下焦,身劳汗出,衣里冷湿,久久得之,腰以下冷痛,腹重如带五千钱,甘姜苓术汤主之。"该条着重指出,劳动汗出,湿衣贴服于身,久之阳气痹阻,寒湿着于肾之外府(腰部),故名肾著之病。本案外受寒湿之邪与《金匮》相同,但参考本案脉象、舌苔和主要症状,患者面色萎黄,舌体较胖,舌质黯淡,苔白而腻,脉沉缓弱,腰腿凉痛,沉重,可见脾肾阳虚的内因比较明显。故其治疗在用甘姜苓术汤的同时,加强益气温肾、散寒化湿之力,如党参、桂枝、附子、杜仲、川续断、车前子、怀牛膝,以应脾肾阳虚、寒湿痹着肾之外府之病机。该案之方,温补脾肾以治本,散寒除湿以治标,故而疗效满意。

62. 消渴

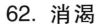
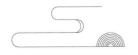

钱某,女,36 岁,2012 年 11 月 29 日初诊。

主诉:心中烦热,多饮,尿频,便干加重 1 周。

病史:2年前经多家医院检查认为是2型糖尿病,曾用多种降糖药治疗,刻下每日服利格列汀5mg,空腹血糖波动在8~10mmol/L,尿糖(++~+++)。近1周小便频数,心中燥热,每日饮3~4暖瓶水,但仍觉得口咽干燥,须用冰块方可解热渴,同时伴见食不知饥饱,周身乏力,动则心悸,气短,大便干,3~4日一次。中医查体所见:主症已如前述,观其形体消瘦,面色晦黯,舌瘦质红,苔白微黄缺津,脉沉弦细数。

辨证:从病史来看,患者心中烦热,说明心阴不足,心火亢盛;患者虽日饮3~4暖瓶水,但仍口咽干燥,非吃冰块方解热渴,加之大便干结,足以证明,胃热极盛,阳明燥实已成。心胃之热上干于肺,肺热叶焦,治节无权,肺不布津,则消渴无度;水道失调,则小便频数。病程迁延日久,阴损及阳,气阴两伤,故见形体消瘦,面色晦黯,动则心悸气短,而舌瘦质红,苔白微黄缺津,脉沉弦细数,均为阴虚内热之佐证。所以本案消渴的主要病因病机,可谓心胃热盛,肺失治节。

治则:清泻心胃之热,恢复肺之治节。

方剂:白虎加人参汤合调胃承气汤加减。

处方:西洋参10g,知母20g,生石膏60g(先煎),玄参15g,黄连6g,天花粉30g,大黄8g(后下),芒硝10g(冲),生地10g,麦冬15g,百合30g。3剂。

煎服方法:水煎服,日1剂,早饭晚饭后1小时左右各服1次,每次250~300ml。

配合利格列汀5mg,每日减半服。

2012年12月3日二诊:服3剂后,大便正常,心中烦热症状无须服冰块已解。但三多一少症状(多饮、多食、多尿,体重减少)仍不同程度的存在,根据复诊病情的明显变化,随证加减。

处方:西洋参10g,知母20g,生石膏40g,玄参15g,黄连6g,天花粉30g,生山药30g,山萸萸12g,生地12g,二冬各10g,百合30g。7剂。煎服方法同前。

2012年12月11日三诊:服上方7剂后,饮水、尿量均已明显减少,虽有饥饿感,但并不欲食。查空腹血糖6.88mmol/L,尿糖(+)。舌苔明显好转,脉仍显无力,上方加生黄芪30g,生石膏减量10g,又取7剂。煎服方法同前。

2012年12月19日四诊:又复上方7剂后,三多症状基本消失,患者感到较前有力,活动后心悸、气短明显好转,面色较前有光泽。复查空腹血糖5.6mmol/L,尿糖(-),可谓临床治愈。

12月11日方,原方原量又开6剂,混合研磨成细粉状,为水丸,每日早、中、晚饭后半小时各服10g,约服40日,以巩固疗效。

[按　语]

中医所言消渴,包括现代医学的糖尿病。后人依据本病"三多"症状孰轻孰重为要,把该病分为上、中、下三消:渴而多饮为上消;消谷善饥谓中消;渴而便数有膏为下消。本案可谓上消、中消合病,故其治当中上兼顾,双管齐下,方适病机。方以白虎加人参汤(以山药代粳米,重用生石膏加天花粉、麦冬、生地)益气清热,生津止渴,宁心安神;结合调胃承气汤去甘草(以避甘甜之嫌,又加黄连、玄参、生地)直泻心胃之热,同时生地、玄参、麦冬增液汤已备,能协调胃承气汤缓下热结,以开胃热去路。对此朱丹溪有妙论,他说:"因津血不足而然也,盖火甚于上为膈膜之消,病则舌上赤裂,大渴引饮,以白虎加参主之。火甚于中,为肠胃之消,病善饮者,自瘦自汗,大便硬,小便数,以调胃承气汤、三黄汤等治之。"朱氏之言击中上消、中消之肯綮,此为治疗中上消合病,出其至当不易之法。本案论中上二消合病,处方用药有三物值得特别关注,一是心火亢盛者,用黄连直泻心火;二是大量用生石膏,以解阳明之热;三是重用天花粉,清养心肺,泻热止渴,并消膈上痰热,上、中、下三消均可用之,所以朱丹溪在《金匮钩玄》中说瓜蒌根"治消渴神药"。

63. 崩漏

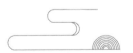

季某,女,38岁,1999年9月8日初诊。

主诉:月经淋漓不断、时多时少已近半年。

病史:因工作较忙,开始没太在意,后来几家医院检查,认为是子宫有小肌瘤,但治疗效果不佳,半年来没断治疗,然病情有增无减。其母因病在我这里治愈,她母亲知道我是主讲《金匮要略》的,其中很重要的一部分内容,就是讲妇科疾病的,所以患者遵母亲之命,前来就诊。中医查体所见,面色萎黄,肢冷恶寒,精神不振,舌质淡红,舌苔薄白,脉沉细无力。

辨证:从病史来看,月经淋漓不断已近半年,病久不愈,气血耗伤,加之平时工作压力较大,日常工作繁忙,也耗伤气血,故见精神不振,面色萎黄;肢冷恶寒,说明气虚较重,卫外失固;月经时多时少,半年来有增无减,也提示气血耗伤,冲任虚损,气不摄血,固涩无权;舌质淡,苔薄白,脉沉细乏力,一派气血亏虚,冲任不固之象。故本案的病因病机,按中医辨证应是气血亏虚,冲任不固的崩漏证。

治则:益气补血,调补冲任,固经止血。

方剂:胶艾汤加减。

处方:党参 30g,黄芪 30g,阿胶珠 15g,艾叶炭 10g,当归 10g,熟地 15g,炒白芍 15g,芥穗炭 10g,干姜炭 10g,炙甘草 8g。大枣 4 枚为引,7 剂。

煎服方法:水煎服,日 1 剂,早饭前、晚饭后 1 小时左右各服 1 次,每次 250~300ml。

1999 年 9 月 15 日二诊:服上方 3 剂后,即不见下血,但少腹仍有不适感,四肢恶寒也有好转,脉舌无明显变化,守上方,药量稍有增减。

处方:黄芪 30g,党参 15g,阿胶珠 10g,艾叶炭 10g,当归 15g,熟地 15g,炒白芍 30g,芥穗炭 10g,干姜炭 10g,炙甘草 10g。大枣 4 枚为引,7 剂。煎服方法同前。

1999 年 9 月 22 日三诊:服上方 7 剂后,患者自觉情况良好,但仍觉身心疲惫,食欲欠佳,且看下次月经周期如何。舌苔无大变,脉较前有力。

处方:党参 15g,黄芪 30g,阿胶珠 10g,当归 15g,熟地 15g,炒白芍 30g,砂仁 8g(后下),陈皮 10g,焦三仙各 10g,炙甘草 10g。生姜 3 片,大枣 4 枚为引,15 剂。煎服方法同前。

1999 年 10 月 8 日四诊:自觉精神较前大有好转,食欲较前也有改善,至今未来月经,为巩固治疗效果,又取上方 15 剂。煎药方法同前。

1999 年 10 月 19 日来电话称,此次月经来潮,色、量都较正常,三日半即已干净,还想再服此中药,以防复发。

[按 语]

本案所用主方为《金匮》中的胶艾汤(又名芎归胶艾汤),今人也称之为

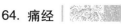

"胶艾四物汤"。其主要成分是四物汤加阿胶、艾叶、甘草。《金匮》用以治疗"胞阻",所谓胞阻,即指妇人妊娠后又下血伴腹痛的病证。按《金匮》所云,胶艾汤的所治病因病机是,妇人冲任亏损,血虚有寒之证,与本案之病因病机,大体相同,只是本案阳气虚损更加明显而已。故而本案在用胶艾汤的同时,加用了较大剂量的党参、黄芪、干姜。

本案用三炭的要义(艾叶炭、芥穗炭、干姜炭):①艾叶炭,气味辛香,而性温,温能祛寒,又能暖气血而温经脉,实为温经止血之妙品;炒炭用,并不失其辛香之气,所以止血而不留瘀。②芥穗炭,味辛苦香,温而不燥,能入血分,既能止血,又能散血,止中有散,故止血而无瘀滞之弊。③干姜炭,性味辛热,辛能宣通,热可助阳散寒,炒炭用之,既能温阳止血,又能温阳散血,止而能散,止而无瘀也。三炭合力,再与阿胶相参,可谓止血大军已到,以应"急则治其标"之治则。几剂药后,下血已止,患者就有了希望和信心。此之谓"急则治其标"的重要意义。

64. 痛经

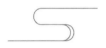
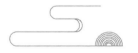

甄某,女,22岁,学生,2000年10月20日初诊。

主诉:每次月经来时,少腹疼痛,时缓时剧,已年余。

病史:自述素体脾胃虚弱,阳气不足,入冬则四肢厥冷,腹胀便溏。1年前因过食生冷,随即发生痛经,月经周期尚可,但经量少,有时有血块,经前乳房及周身郁胀疼痛。所以每次月经来潮不得不用止痛药和暖水袋热敷以缓其痛。初诊时正值痛经发作。中医查体所见,面色㿠白,舌质黯淡,脉沉细而涩。

辨证:患者平素脾胃虚弱,阳气亏虚,气血来源不足,故见面色㿠白,月经量少,脉沉细而涩,腹胀便溏,四肢厥冷等症。1年前复因过食生冷,内外合邪,致使阳虚血寒瘀滞,而见虚实夹杂的血虚则痛,兼血瘀则痛,故有舌质黯淡,脉沉细而涩,经水时有血块,乳房及周身郁胀疼痛之痛经。综观本案的脉症病史,该痛经的主要病因病机,当属脾虚血少,寒凝血瘀。

治则:温阳散寒,活血止痛。

方剂:四红一黄生姜汤[1]。

处方:红花 15g,红山楂 10g,红糖 20g,红枣 20g,黄酒 100ml,生姜 15g。

煎服方法:①将山楂、红枣、生姜浸泡 20 分钟,大火烧开,小火煮 20 分钟后,加入红花,再煎 10 分钟,过滤药汁 200ml。②将以上药渣加适量水再煎 10 分钟,过滤药汁 200ml。③把 400ml 药汁和 100ml 黄酒合在一起,纳红糖 20g,溶解在 500ml 药液中备用。④早饭前和晚饭后 1 小时左右各服 1 次,每次温服 250ml 左右。⑤每次月经来前 1 周开始服药,连服 1 周,月经已至,亦可继续服完。⑥连用 2~3 个月经周期即可。

2000 年 12 月 22 日二诊:患者依法服用,2 个月经周期后痛经缓解,色量基本正常。嘱其下一个月经周期仍如法服之,以巩固疗效。

〔按 语〕

据临床所见,痛经之证,因寒者多,因热者少,兼瘀者多,无瘀者少也。故其治当遵《素问·至真要大论》所谓"寒者热之",及《素问·阴阳应象大论》所谓"血实宜决之"之法,以温法和活法为主攻方向,兼以理气止痛。

"四红一黄生姜汤",为刘老之经验方。红花性味辛温,辛能宣散,温可通经,故本品既能活血化瘀,又能通经止痛,可谓治疗寒瘀痛经之佳品;山楂有红、黄两种,红者尤善活血,味酸微温,既能活血化瘀,调经止痛,又能软化血管,降压、降脂;红糖甘温,与生姜参合,辛甘生阳,温健中州,直接和间接开发气血生化之源,补虚止痛;红枣,性味甘辛温,功善补脾,与生姜、红糖合参,辛甘温合力,建立中气,开发气血生化之源,以治寒瘀痛经之本;黄酒,酒乃水谷之精微,其性湿热,可和血行气;生姜辛温,温中散寒,与红糖、红枣相伍,辛甘生阳,温健中州,开发气血之源,以治其本;红花、山楂、黄酒温经活血化瘀、理气止痛,主治其标。六味合之,相辅相成,互相促进,相得益彰,恰投脾虚血少、寒凝血瘀之病因病机,故每获良效矣。

---

[1] 刘茂林经验方四红一黄生姜汤方药组成:红花 15g,红山楂 10g,红糖 20g,红枣 20g,黄酒 100ml,生姜 15g。

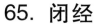

65. 闭经

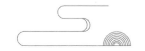

肃某,女,28岁,已婚,2008年12月1日初诊。

主诉: 闭经已半年余。

病史: 前年秋后患痢疾,在某医院住院治疗近1个月,病愈出院。之后,则食少便溏,强食即腹胀,下午及晚上尤甚。此后,在1年多的时间里,连续流产3次,第3次流产后,做了清宫手术,至今月经未至,已半年有余。经朋友介绍,就诊于余。见其形体消瘦,面色萎黄,舌质黯淡,无明显舌苔,脉象沉细而涩。

辨证: 本案闭经,从病史来看,发生在痢疾之后,胃肠功能尚未完全恢复。故有食少便溏,强食腹胀,下午和晚上尤甚,更是脾气亏虚的典型症状。可见,确有脾胃虚弱、气血乏源之因。同时,在1年多的时间内,连续3次流产加1次清宫,气血大量耗伤,中医认为冲为血海,任主胞胎,多次流产,失血过多,冲任虚损,血海不足,亦为本案闭经的原因之一。在脾胃虚弱、气血化源不足的情况下,加之多次流产,失血过多,血不涵气,导致气血亏虚,气虚推动无力,易致气滞血瘀,故见脉沉细而涩、舌质黯淡等症。据此脉症病史分析,本案的病因病机当属血海不足,气滞血瘀。

治则: 补气养血,化瘀通经。

方剂: 桃红四物汤加味。

处方: 党参30g,黄芪30g,酒当归15g,酒川芎15g,酒赤白芍各15g,酒熟地20g,桃仁15g,红花12g(后下),炙甘草10g。生姜3片,大枣4枚,红糖15g,黄酒30ml为引。3剂。

煎服方法: 水煎服,日1剂,早饭前、晚饭后1小时左右各服1次,每次250~300ml。

2008年12月6日二诊:服上方3剂后,月经已至,但量少,血行不畅,有小血块,且少腹坠胀隐痛,2日即止。脉舌无明显变化。遂又疏方:党参30g,黄芪30g,酒当归15g,酒川芎15g,酒赤白芍各15g,酒熟地20g,桃仁15g,红花12g(后下),醋香附15g,醋延胡索12g,炙甘草10g。生姜3片,大枣4枚,红糖15g,黄酒30ml为引。7剂。嘱其20天后再服。

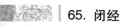

煎服方法同前。

2009年1月8日三诊：患者遵医嘱，服上方5剂后，月经已至，来电询问，是否继续服药，嘱其停药观察此次月经情况。这次月经周期为27日，色正常，量依然较少，无血块和不适感。命其所剩之药下次来月经前3~4日服之。

2009年2月10日四诊：患者依法，服完上月所余2剂中药，此次月经周期为28日，月经色、量基本正常，其他情况良好，本病告愈。

［按　语］

闭经一证，中医辨证不外虚实两种。就本案而言，脾胃虚弱，气血乏源，加之频繁流产和清宫手术，大量失血是其虚；血虚，血不涵气而气虚，气虚推动无力而气滞血瘀是其实，所以本案闭经的病因病机是，虚中有实，虚实夹杂，虚实二者，兼而有之，血虚而瘀。

治疗用桃红四物汤加党参、黄芪为主方。桃红四物汤，即四物汤(当归、川芎、白芍、熟地)加桃仁、红花，功在养血活血，主治血虚血瘀之证。方中当归、川芎为血分之要药，性温，味甘、辛，温能和血，甘能补血，辛能散血，二药相伍，始见于《普济本事方》，名为佛手散，意为二物合之，治妇人诸症，犹佛手之神妙也；熟地味甘，微温，入心、肝、胃经，既能补血生精，又能滋补肾阴，与白芍相伍，养心血，补肝血，滋肾阴，以解心、肝、肾阴血亏虚闭经之本。本案又加赤芍，味苦微寒，入肝经，既能凉血散瘀，又能活血祛瘀。《施今墨对药》说："施老习惯以炒赤芍、炒白芍伍用，善入阴分，一补一泻，以达相辅相成之功效。"桃仁，甘苦性平，善入血分，祛瘀生新，以治血瘀闭经为特长；红花，辛温，归心、肝经，心主血，肝藏血，故为血分要药，本品既能辛散温通，又能活血祛瘀，故亦为治闭经之佳品；二物伍用，相须为用，互相促进，已成血瘀闭经必备之品。所以，概要言之，桃红四物汤，是以四物汤补血，以桃仁、红花活血，为治疗血虚、血瘀闭经的不二之方。本案用桃红四物汤，又加了党参、黄芪，因该案血虚日久，血不涵气而气亦虚，气虚推动无力，也是导致血瘀闭经的重要原因之一，故而加了较大剂量的党参、黄芪，用以补气生血，补气帅血，推动血液的运行，也是治疗气滞血瘀闭经的主要手段之一。

该案的治疗以生姜、大枣、红糖、黄酒为引，也有其深意。此四物合炙甘草，既能甘温建中，开发气血生化之源，以四物汤治本，又能辛开苦降，协桃仁、红花、赤芍活血化瘀,以治标。

总而言之,本案的治疗,以桃红四物汤补血、活血;加参、芪补气帅血,推动血行;以姜、枣、糖、酒兼顾标本,共奏补气养血、化瘀通经之功。

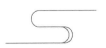 # 66. 乳癖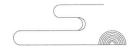

程某,女,40 岁,2011 年 3 月 7 日初诊。

主诉:两乳房胀痛,有肿块已 3 年余。

病史:近 2~3 年来,常因琐事与家人生气。久之,出现腹胀纳呆,心烦易怒,月经量少,周身乏力,胸胁胀满疼痛。1 年前发现月经来潮之前或生气之后,两乳房胀痛明显,自己有时能扪及小肿块,有时扪不到,未太在意,只买些逍遥丸、小金丹、血府逐瘀口服液等服之。但病情越来越重,故来本院求治。中医查体所见:患者形体消瘦,心情烦闷,病史已如前述。左乳外上方扪及枣核大肿块 2 枚;右乳外上方扪及枣核大肿块 1 枚,且均有明显压痛,可放射至腋下,肿块表面光滑,推之可移。乳头、乳晕、乳房及皮肤颜色正常。舌质黯红,苔薄白稍黄,脉沉弦而数。彩超显示:双侧乳腺增生并伴血管肿块明显。

辨证:本例患者为中年妇女,上有老,下有小,平时思想负担较重,加之近几年来,经常生气,情志不畅,既可肝郁气滞,肝郁化火,气滞血瘀;亦可肝病及脾,故有腹胀纳呆之候,脾虚一方面气血乏源,则见形体消瘦,心烦易怒,月经量少,周身乏力等症;另一方面脾虚又为生痰之源,胸胁又为肝胆之病位,如此,痰、血、火结聚于胸胁而成肿块;舌质黯红,苔薄白稍黄,脉沉弦而数,皆肝郁化火,痰、血瘀滞之象。所以本案乳癖的主要病因病机是痰、血、火结聚于肝胆。

治则:疏肝散结,清热化痰,活血止痛。

方剂:柴胡疏肝散加减。

处方:柴胡 10g,赤白芍各 15g,酒当归 15g,酒川芎 15g,醋香附 15g,陈皮 10g,醋郁金 15g,浙贝母 10g,白芥子 12g,制乳没各 6g。黄酒 10g 为引,7 剂。

煎服方法:水煎服,日 1 剂,早晚饭后 1 小时左右各服 1 次,每次 250~300ml。

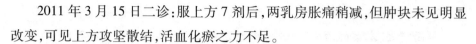

2011 年 3 月 15 日二诊：服上方 7 剂后，两乳房胀痛稍减，但肿块未见明显改变，可见上方攻坚散结，活血化瘀之力不足。

处方：柴胡 10g，赤芍 15g，酒当归 15g，酒川芎 15g，醋香附 15g，醋郁金 15g，浙贝母 10g，白芥子 12g，炮穿山甲 10g，皂角刺 10g，桃仁 15g，红花 10g。7 剂。药引及煎服法同前。

2011 年 3 月 24 日三诊：服上方 7 剂药尽，适逢月经来潮，这次月经来前无明显乳房胀痛；右侧乳房肿块消失，左侧乳房肿块仅剩 1 块，且大小较前明显缩小。效不更方，前方又进 7 剂。

2011 年 4 月 2 日四诊：两乳房未触及肿块，疼痛基本消失。上方去红花、皂角刺；加生甘草 10g、生麦芽 15g。7 剂，巩固治之。

2011 年 4 月 10 日五诊：双乳未及肿块，疼痛完全消失，病告痊愈。停药后 2 年随访，病无复发。

［按　语］

"乳癖"是中医病名，包括现代医学所说的大部分乳腺增生症，现代医学认为本病是由于内分泌激素紊乱，导致乳腺导管上皮细胞和间质组织增生所致的乳腺病。中医多认为是由情志不遂，肝气郁结，肝郁化火，气滞血瘀，与痰湿互结而致，所以，本案的治疗以柴胡疏肝散为基本方，疏肝理气，活血止痛。加当归配芍药、川芎以养血行气，加郁金伍柴胡、香附加强疏肝解郁行气之力；加浙贝、皂角刺、桃仁、红花以增攻坚散结、活血化瘀之效，故本案之方有疏肝散结、清热化痰、活血止痛之功。方投病机，药中肯綮，疗效满意。

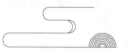

67. 绝经前后诸证

罗某，女，51 岁，2006 年 4 月 19 日初诊。

主诉：近 2 个月来，阵发性面部烘热，汗出严重。

病史：停经已年余，但经常面部烘热，胸背及头颈阵发性汗出，近 2 个多月加重，并伴有纳呆、便溏，畏寒肢冷，烦躁易怒，失眠，健忘等。中医查体所见，面色少华，精神郁闷，舌质淡红，舌苔薄白，脉细稍数。

辨证:绝经前后诸证(更年期综合征),中医辨证多认为是绝经前后,阴阳失调,气血逆乱,营卫不和,表虚失固所致。本案年龄 51 岁,停经年余,在这个年龄段内,按中医四诊合参所见,面色少华,精神郁闷,面部阵发性烘热,汗出,畏寒肢冷,是营卫不和,气血逆乱,表虚失固所致;而纳呆,便溏,烦躁而怒,失眠健忘为脾胃阴阳失调,气血乏源,肝失血养而易怒,心血失养而生烦,失眠健忘也是心、脑缺血、缺养之故;舌质淡红,舌苔薄白,脉细稍数,皆阴虚生热、阴阳失调之象。故本案的主要病因病机应是气阴两虚,阴阳失调,营卫不和,表虚汗出。

治则:益气养阴,调和营卫,燮理阴阳,固表止汗。

方剂:更年散[1] 加减。

处方:西洋参 10g,麦冬 20g,五味子 10g,炙黄芪 30g,白术 20g,防风 10g,桂枝 10g。黄梨或白梨半个,大枣 5~6 枚为引,7 剂。

煎服方法:水煎服,早饭前、晚饭后 1 小时左右各服 1 次,每次 250~300ml。

2006 年 4 月 26 日二诊:患者自诉服上方 4 剂后,汗出显著减轻,7 剂服完,面部烘热也明显好转,心烦、失眠也有减轻,唯纳呆、便溏依然如故。

处方:西洋参 10g,龙眼肉 15g,五味子 10g,炙黄芪 30g,白术 20g,朱茯神 15g,桂枝 10g,炒白芍 30g,净萸肉 12g,山楂炭 15g,浮小麦 30g,地骨皮 15g,炙甘草 10g,生姜 3 片。大枣 4 枚为引,7 剂。

2006 年 5 月 4 日三诊:服上方 7 剂后,诸症若失,食欲增加,大便正常,面部气色较佳,心情豁然开朗,为防止复发,遂疏上方 7 剂,以资巩固。

[按 语]

"更年散"由桂枝汤、生脉散和玉屏风散三方组合而成。桂枝汤原方用于外能调和营卫而止汗,用于内能补虚调阴阳。桂枝汤合生脉散,主用于内,更

---

[1] 刘茂林经验方更年散方药组成:西洋参 10g,麦冬 30g,五味子 10g,炙黄芪 30g,白术 30g,防风 15g,桂枝 15g,白芍 30g,炙甘草 10g,生姜 3~4 片、大枣 4~5 枚为引。

增益气养阴、燮理阴阳之功;桂枝汤配玉屏风散,主用于外,更增强益气固表、调和营卫之力,三方巧妙组合,恰投气阴两虚,阴阳失调,营卫不和,表虚汗出之主要病因病机,故证之临床,确属此种病因病机之更年期综合征,屡用屡效。这里需要特别指出的是,确属此种病因病机而汗出较多者,刘老常以霜桑叶、浮小麦、地骨皮三物同用,而且三物之用量均在30g以上,止汗效果立竿见影,故将其三物的联用,特别命名为"止汗散"。

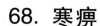 # 68. 寒痹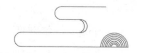

王某,男,34岁,1986年10月16日初诊。

主诉:两手麻木、疼痛,两下肢凉痛,右脚四、五趾青紫已半年余。

病史:患者自述,1984年冬灌小麦时,曾四个晚上在田间劳作,凉水经常浸湿裤腿,形成冰冻。此后两膝关节凉痛、麻木,右脚四、五趾逐渐青紫,疼痛日渐加剧,走路十分困难。后来两手也麻木、疼痛,渐渐不能持物。前医按痹证治疗多日,效果不佳;后又诊为"脉管炎",到开封市某医院治疗月余,经股动脉造影,排除了脉管炎。给以扩张血管药和交感神经阻滞剂治之,亦无明显疗效;后又以指端静脉痉挛症治疗,结果亦罔效而出院。今又经朋友介绍就诊于余。望诊见患者表情痛苦,面色苍白无华,舌质淡黯,舌苔薄白;右脚四、五趾青紫,触之痛剧,足穿大棉鞋,行走极度困难,上楼需他人搀扶。触诊四肢冰凉。尤以两足更重,六脉沉迟而紧。

辨证:从病史观之,患者有经受过寒凉的经历,寒湿皆为阴邪,寒为无形之阴邪,其性收引凝滞,易致不通则痛。湿为有形之阴邪,其性重浊黏滞,易伤阳气,易阻气机,更助其拘急疼痛之势,故其疼痛剧烈、痛有定处;湿阻阳遏,阴寒凝滞,血行不畅,则有局部青紫,触之气血闭塞更甚,故其痛益剧。可见本案当属阳虚阴寒凝滞所致的寒痹。

治则:温阳散寒,除湿止痛。

方剂:乌头汤加减。

处方:制川草乌各8g(久煎),麻黄10g,细辛5g,黄芪30g,桂枝10g,酒当归15g,炒白芍30g,独活10g,川牛膝15g,炙甘草10g。生姜5片,大枣6枚,蜂

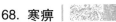

蜜 15g 为引子,3 剂。

煎服方法:制川草乌先煎 1 个小时,纳他药水煎服,早晚饭后 1 小时左右各服 1 次,每次 250~300ml,服后微汗、避风。

1986 年 10 月 20 日二诊:每次服药后,四肢微微汗出,手脚疼痛明显减轻,舌脉无显著变化。

处方:制川草乌各 10g(久煎),麻黄 10g,细辛 5g,桂枝 10g,酒当归 15g,熟地 20g,独活 10g,川牛膝 15g,炙甘草 10g。20 剂。药引及煎服方法同前。

1986 年 11 月 20 日三诊:自述服上方 20 剂后,双手持物灵活,四肢转温;右脚四、五趾的皮肤颜色已基本正常,亦无明显疼痛,有时头稍微眩晕,似有咽干,饮食欠佳。舌脉亦转正常。

处方:制川草乌各 6g(先煎),黄芪 30g,酒当归 15g,熟地 15g,独活 10g,川牛膝 15g,知母 15g,焦三仙各 10g,炙甘草 10g。10 剂。药引及煎服方法同前。

1986 年 12 月 20 日四诊:患者自述,又服上方 10 剂后,诸症平息,病已基本治愈,患者唯恐复发,要求再服些中药。上方去制川草乌;加玄参 12g、生杭芍 15g,又开 10 剂,以防复发。

在以后数年中,医患之间已成为朋友,经常来往,多年未见复发。

[按 语]

关于乌头汤,本方首见于《金匮要略》,麻黄、芍药、黄芪、甘草、川乌,诸药相伍,温经通阳,益气除湿,缓急止痛,是治寒湿历节,以寒为主而兼气虚之祖方。

医者多惧乌头有毒,不敢轻易使用,而刘老在临床实践中认识到,只要诊断病性正确,确属寒痹(即痛痹)便可放胆用之。本品对阳气亏虚、沉寒痼冷之疾,确有立竿见影之效。但川、草乌的用量之和大于 10g 必须久煎,用量越大,久煎的时间越长,但总的原则是煎至药片置于舌上,以不麻舌为度。

用乌头类药,当配合适量蜂蜜,此举既能延长药效又能解乌头之毒性,不可不知。

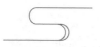 # 69. 热痹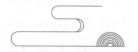

冀某,女,76岁,2015年5月28日初诊。

主诉:腰腿痛加重半月余。

病史:自述20年前因家境贫困,加之上有老,下有小,劳累过度,腰渐弯曲;后来两膝关节疼痛,时轻时重,3年前右膝关节已不能伸直,需要借助拐杖行动。近半月来,口干苦,动则胸闷气短,两腿疼痛日渐加重,借助拐杖行动也有困难。患者表示,对腰椎的康复已无奢望,只要求能缓解两腿疼痛,生活能自理就谢天谢地了。中医查体所见,腰椎似有错位,CT示:第4、第5腰椎脱出,两膝关节红肿热痛,右膝关节不能伸直,站立时右脚跟不能着地,睡眠时不能躺着翻身,只有坐起来才能翻身,舌质紫红,苔薄微黄,舌中后红绛、缺津、有较深裂纹,脉细数而涩。

辨证:本案的主要症状是两膝关节红肿热痛,很明显是湿热壅滞之象;再结合舌质紫红,苔薄微黄,舌中后红绛、缺津、且有较深裂纹,脉细数而涩等,又有阴虚热郁之故。所以,本案的主要病因病机当属阴虚生热加湿热壅滞。

治则:清热利湿,通络止痛。

方药:四白散[1]加减。

处方:西洋参10g,生白术15g,茯苓15g,砂仁8g(后下),陈皮10g,生山药30g,生石膏30g(先煎),薏苡仁30g,玄参12g,黄柏8g,怀牛膝15g,粉葛根25g,鸡血藤15g,制乳没各6g,三七粉5g(冲),炙甘草8g。生姜3片,大枣4枚为引。7剂。

煎服方法:水煎服,日1剂,早晚饭后1小时左右各服1次,每次250~300ml。

2015年6月6日二诊:患者自述,服上方7剂后,两腿疼痛已好过半,不用

---

[1] 刘茂林经验方四白散方药组成:苍术15g,黄柏10g,川牛膝15g,薏苡仁30g,生石膏30g,生山药30g,知母15g,炙甘草8g。

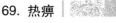

拐杖可走十多米,腰部亦能勉强伸直,站立时右脚跟可以基本着地;两膝关节红肿热痛明显减轻,脉舌变化不大,纳眠较好,二便尚可。

处方:西洋参10g,生白术20g,茯苓15g,川木瓜15g,汉防己12g,忍冬藤30g,生山药30g,生石膏30g(先煎),薏苡仁30g,知母15g,黄柏8g,怀牛膝15g,粉葛根25g,制乳没各6g,三七粉5g(冲)。7剂。药引及煎服方法同前。

配合双氯芬酸钠肠溶片、泼尼松片,常规7日量。

2015年6月13日三诊:患者不用拐杖,自己能行走20多米步入诊室,并述胸闷、气短明显好转,腰可直立,右脚跟能扎实着地。睡眠时不用坐起即可自由翻身,两膝关节红肿继续消退,已无明显疼痛之感。舌仍较红、缺津,裂纹基本消失。

处方:西洋参10g,生白术20g,茯苓15g,生地10g,熟地15g,忍冬藤30g,生山药30g,生石膏30g,薏苡仁30g,知母15g,黄柏8g,怀牛膝15g,粉葛根25g,制乳没各6g,三七粉5g(冲)。7剂。药引及煎服方法同前。

西药同前。

2015年6月25日四诊:腰能直立,两腿能并拢伸直,两膝关节红肿热痛基本消尽,不用拐杖能走20~30米,舌质红和缺津情况有所好转。

处方:效不更方,上方又开6剂,以巩固疗效;西药嘱其隔日服用。

2015年8月1日,患者携子孙送来锦旗一面,上写"国医圣手,医术精湛",患者及家属为痼疾康复而高哭;医者与患者同乐足矣。

[按 语]

关于本案的诊断,疑似湿热痹,但四诊合参,全面权衡,本案当为热毒伤阴,热毒壅滞两膝关节为要,故应诊为热痹。如《素问·痹论》云:"风寒湿三气杂至,合而为痹也。"又说:"其热者,阳气多,阴气少,病气胜,阳遭阴,故为痹热。"言其患者素体阳盛阴虚,复患外邪,阳盛乘阴,阴不敌阳,邪从热化,发为热痹。

关于本病的治疗,以"四白散"为基本方,①四妙丸(苍术、黄柏、牛膝、薏苡仁),清热燥湿,舒筋止痛;②白虎汤(生石膏、生山药、知母、甘草),以山药代粳米,育阴清热,除湿止痛。

忍冬藤在本案治疗中的重要作用。忍冬藤又名银花藤、金银藤,为金银花之带叶的嫩枝,因其经冬不凋,故又名忍冬,此物清热解毒之功与金银花相似,其清热疏风、通络止痛之功尤为物长。故临床上用于风湿热痹,关节红肿热痛,关节屈伸不利等症,尤有奇功,但应注意一般成人用量应在 30g 以上,少则效果不显。

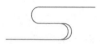 # 70. 湿痹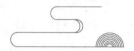

谢某,男,32 岁,2008 年 9 月 2 日初诊。

主诉:两膝关节凉痛加重 1 天。

病史:患者平时比较怕冷,大便时溏。3 天前与同事开车到郊区某鱼塘帮助捞鱼,开始水凉未在意,后因捞鱼兴趣高,不觉在水中已 2~3 个小时,自己感到腿痛时才上岸休息。在回家的路上已感到两膝关节酸痛、屈伸不利。次日自己到药店买止痛药服之,疼痛稍减。但今天两膝关节疼痛明显加重,两小腿亦肿胀、凉痛,行走困难,急来就诊。中医查体所见:两膝关节及小腿凉痛微肿,屈伸不利,面色㿠白,腰以下冷痛,四肢逆冷,腹胀纳呆,步履艰难。舌质黯红,苔白而润,脉沉细缓。

辨证:从病史观之,本案患者平时比较怕冷,提示素体阳虚,因在水中浸泡过久,深秋季节,池中水已较凉,很明显有寒湿侵袭之史。从中医查体所见分析,两膝关节凉痛、微肿,屈伸不利,因阳气亏虚,推动无力,加之寒湿侵袭,寒为无形之阴邪,其性收引凝滞,湿为有形之阴邪,易伤阳气,易阻气机,故不通则痛;湿阻则肿,所以屈伸不利。凉痛乃阳虚之故,阳虚主要表现在:面色㿠白,腰以下冷痛,四肢逆冷,腹胀便溏,舌质黯红,苔白而润,脉沉细缓,皆脾肾阳虚阴寒之象。故本案痹证的主要病因病机应为阳气亏虚,寒湿阻滞。

治则:温阳益气,除寒祛湿,通络止痛。

方剂:芪附麻辛桂姜汤[1] 加减。

---

[1] 刘茂林经验方芪附麻辛桂姜汤方药组成:黄芪 30g,炮附子 8g,麻黄 10g,细辛 5g,桂枝 12g,干姜 10g,炒白术 30g,炙甘草 6g。生姜 3~4 片,大枣 4~5 枚,红糖半匙,黄酒 1 匙为引。

处方:红参10g,黄芪30g,炮附子8g,炙麻黄10g,细辛5g,桂枝10g,干姜10g,炒白术30g,炙甘草6g。生姜3片,大枣6枚(劈开),红糖半匙,黄酒1匙为引,7剂。

煎服方法:水煎服,日1剂,早晚饭后1.5小时左右各服1次,每次250~300ml。

2008年9月10日二诊:服上方7剂后,凉痛明显缓解,两膝及小腿肿胀减轻,四肢已觉温暖,行走已无大碍,唯觉口鼻稍干,食欲依然较差。

处方:红参10g,黄芪30g,炮附子8g,炙麻黄10g,细辛5g,桂枝10g,干姜10g,炒白术15g,知母15g,焦三仙各10g,炙甘草6g。7剂。药引及煎服方法同前。

2008年9月18日三诊:服上方7剂药后,两膝关节及小腿肿胀基本消失,四肢逆冷及恶寒现象明显好转,饮食有所增加,腹胀已不明显,脉已近常人。患者要求再服7剂,以防复发。

4年后患者来看肠胃病时,述腿痛病未再发生。

[按 语]

"芪附麻辛桂姜汤",是刘老在《金匮要略》治中风历节病乌头汤和治水气病的桂枝去芍药加麻黄细辛附子汤的基础上化裁而来的。以上两方所主病各异,而其主要病因病机皆为表里阳气俱虚,寒湿阻滞。加减化裁后的"芪附麻辛桂姜汤"对阳气亏虚、寒湿痹阻的寒湿痹尤为适宜。

本案所用之方,在重用黄芪的基础上,又加了红参,以增强益气温阳之力,以适本案素体阳虚,复受寒湿,阳气亏虚较重之病机。另外本案用了阵容庞大的大辛大热之品(桂、附、麻、辛、姜),温阳散寒,通痹止痛,恰投本案阳虚寒湿痹阻、经络不通则肿胀凉痛的主要病因病机。

71. 湿热痹

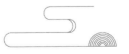

李某,女,64岁,教师,2015年7月20日初诊。

主诉:右膝关节疼痛半月余。

现病史:患者形体消瘦,自述:"腰椎侧弯劳损近两年,经常疼痛,有时候还影响到腿也痛,近来因同儿孙们出去旅游,走路较多,天气又热,回来后有膝关节肿痛屈伸不利,走路需借助拐杖或他人搀扶,到某医院打了一针,从右膝关节抽出一些积液,疼痛有所缓解。但两到三天后疼痛复发,肿得比以前还厉害,又到医院复诊时,大夫说,除了用药外,还得抽取积液,不然疼痛很难缓解。儿子提醒我,听说中医院能够治疗,咱找个中医院看看吧。于是孩子就扶着我来到你这里。"我看了患者,舌质较红,苔薄黄,脉细数,查体见有膝关节红肿热痛。

辨证:关节红肿热痛,按中医辨证是湿热痹的主要特征。舌红,苔黄,脉细数,形体消瘦,皆阴虚内热之象,结合病史劳累后复感热邪,故应诊断为阴虚内热之体,复感热邪之湿热痹,且热邪较重者。

治则:清热利湿,活血止痛。

方药:四白散加减。

处方:生石膏 60g(先煎),知母 15g,生山药 30g,苍术 15g,酒防己 10g,酒黄柏 10g,川牛膝 15g,薏苡仁 30g,忍冬藤 30g,连翘 12g,细生地 12g,制乳没各 6g,生甘草 6g。3 剂

煎服方法:水煎服,每日 1 剂,早饭前 1 小时、晚饭后 1 小时各服 1 次,每次 250~300ml。

2015 年 7 月 24 日二诊:自述关节红肿疼痛明显减轻,已能自己行走,脉舌无显著变化,效不更方,稍有加减。

处方:生石膏 60g(先煎),车前子 15g(包煎),生山药 30g,苍术 15g,酒防己 10g,酒黄柏 10g,川牛膝 15g,薏苡仁 30g,忍冬藤 30g,连翘 12g,汉防己 10g,制乳没各 6g,生甘草 6g。7 剂。煎服方法同前。

2015 年 8 月 2 日三诊:右膝关节红肿热痛逐渐消退,特别是肿胀情况已明显减轻,已经能自己行走,生活自理。上方稍有加减,又开 7 剂,巩固疗效。

[按 语]

初诊后,刘老就提醒在场的院内外实习医生,注意观察本病的治疗情况,该案的诊断不难,脉症病史合参,属于湿热痹而偏于热者。治疗以四白散加忍冬藤、连翘、细生地、制乳没而成。四白散清热利湿,舒筋止痛,重用生石膏 60g

以应热重于湿的病机;加忍冬藤、连翘、细生地、制乳没以增强清热解毒、活血止痛之功。二诊红肿热痛减轻明显,但消肿似显不足,故前方去知母、生地;加车前子、汉防己以加强清热除湿之力。三诊:本病基本宣告痊愈,湿热痹证在临床上应该说还是比较难治的病,本案所以如此神速而愈,其功劳应该归于"四白散"。

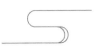 72. 颈肩疼痛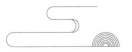

高某,男,51 岁,2006 年 11 月 28 日初诊。

主诉:颈肩及上肢肌肉疼痛加重 3 天。

病史:患者自称素体健康,1 周前早晨醒来,即觉颈部僵硬,活动受限,颈肩疼痛,有时上肢肌肉疼痛、麻木。门诊针灸科诊为"五十肩",针灸加拔火罐治疗 3 天,治疗后疼痛有所缓解,但颈肩及上肢肌肉疼痛、麻木没有根本解决。又到某医院疼痛科诊治,大夫认为是颈肩综合征,给予消炎药、止痛药和激素,用药后也有效,但药力一过,症状依旧,且近 2~3 天来,疼痛有加重之势。故急切希望用中药来解除痛苦。中医内科查体所见:主要症状已如前述,患者面色微黄,表情痛苦,舌体较胖,舌质黯淡,舌苔薄白,脉沉细涩。

辨证:面色微黄,舌体较胖,舌质黯淡,舌苔薄白,脉沉细涩,为脾肾阳虚,气血不足,且有血瘀之征。气血不足,不荣则痛,兼有瘀血,不通则痛,故当知本案颈肩痛的主要病因病机,可为气血不足而兼血瘀。

治则:补气养血,活血化瘀,通经止痛。

方剂:八对饮[1]加减。

处方:酒当归 15g,酒黄芪 30g,桃仁 15g,红花 10g,粉葛根 20g,麻黄 8g,川续断 15g,桑寄生 20g,制乳没各 6g,醋香附 15g,醋延胡索 12g,细辛 5g,炙甘草

---

[1] 刘茂林经验方八对饮方药组成:酒当归 15g,炙黄芪 30g,桃仁 15g,红花 10g,粉葛根 15g,炒槟榔 15g,川续断 15g,桑寄生 15g,制乳没各 6g,醋香附 15g,醋延胡索 12g,威灵仙 10g,秦艽 10g,生杭芍 30g,炙甘草 10g。

6g。生姜 3 片,大枣 4 枚,红糖半匙,黄酒 1 匙为引,3 剂。

煎服方法:水煎服,日 1 剂,早晚饭后 1 小时左右各服 1 次,每次 250～300ml。

提示:嘱其服药后有汗出者,避风寒,要求微汗为宜,禁大汗。

2006 年 12 月 1 日二诊:患者痛苦表情明显好转,患者自述,服前 2 剂药后有微汗出,服第 3 剂药后没有出汗。现在上肢痛、麻已止,颈肩疼痛也有所减轻,唯觉颈部活动依然受限,不灵活,脉舌变化不大。

处方:酒当归 15g,酒黄芪 30g,桃仁 15g,红花 10g,粉葛根 20g,川续断 15g,桑寄生 20g,制乳没各 6g,醋香附 15g,醋延胡索 10g,威灵仙 10g,生杭芍 30g,炙甘草 10g。3 剂。

药引及煎服方法同前。

2006 年 12 月 5 日三诊:服上方 3 剂药尽,患者自述病已基本痊愈,诸症悉除,唯颈部还稍有僵硬,患者不想再服中药。嘱其做《中老年保健歌》中的"旋转颈椎心脑康"一节(见《茂林方药》),以巩固疗效。

[按　语]

关于"八对饮":顾名思义,本方是由八对药组成(当归、黄芪、桃仁、红花、葛根、槟榔、川续断、桑寄生、乳香、没药、香附、延胡索、威灵仙、秦艽、芍药、甘草),各药合之,益气养血,活血化瘀,补虚行气,通经止痛。本案以八对饮为基本方,根据病性病位的要求稍有加减,以应病情。方中当归、黄芪、川续断、桑寄生、芍药、生姜、大枣皆补肾益脾,温阳益气,建中生血,补气生血,滋阴养血之品,以缓不荣之痛;桃仁、红花、乳香、没药活血化瘀,以应不通之痛,用葛根、麻黄、细辛、香附、威灵仙、延胡索则发挥辛散理气、行气化瘀、解肌疏筋之力,以助不通则痛的全面解决。

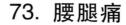 73. 腰腿痛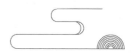

马某,男,53 岁,2009 年 7 月 4 日初诊。

主诉:腰腿疼痛突然加重 2~3 天。

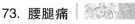

病史：患者自述，有腰腿痛病已近 10 年，时轻时重，在北京多家医院诊治过，有的医院说是强直性脊柱炎，有的医院说还有退行性椎管狭窄，治疗效果时好时坏。近期来郑州出差，突然腰腿疼痛加重，走路呈跛行，故而急来求治。中医查体所见：面色㿠白，走路跛行，腰骶部有明显压痛，两膝关节凉痛、微肿，两小腿亦有轻度浮肿。舌体较胖，边有齿痕，舌质淡、苔薄白、脉沉缓。

辨证：面色㿠白，两膝关节凉痛、微肿，小腿轻度浮肿，结合舌质较胖，边有齿痕，舌质淡，苔薄白，脉沉缓，一派脾肾阳虚、寒湿阻滞之象，故本案腰腿痛，中医辨证当属阳气亏虚，寒湿阻滞。阳气不足，失于温煦，故而关节凉痛；寒为无形之阴邪，其性收引凝滞，易致不通则痛。湿为有形之阴邪，其性重浊黏滞，易伤阳气，易阻气机，湿滞则肿，所以寒湿合邪，更增加了腰腿拘急疼痛之势，故而迫使走路跛行。因此本案腰腿痛的主要病因病机，当属阳气不足，寒湿阻滞。

治则：温阳益气，除寒祛湿，活血化瘀，通络止痛。

方剂：八对饮加减。

处方：酒当归 15g，酒黄芪 30g，桃仁 15g，红花 10g，粉葛根 20g，麻黄 8g，炮附子 8g，桂枝 10g，独活 10g，桑寄生 20g，川续断 15g，熟地黄 15g，川牛膝 15g。生姜 3 片，大枣 4 枚，红糖半匙，黄酒 1 匙为引，7 剂。

煎服方法：水煎服，日 1 剂，早晚饭后 1 小时左右各服 1 次，每次 250～300ml。

2009 年 7 月 12 日二诊：服上方 7 剂后，腰痛、膝关节凉痛有所减轻，已能正常走路，但两膝关节及小腿浮肿无明显好转，舌脉大体依旧。

处方：酒当归 15g，酒黄芪 30g，桃仁 15g，党参 30g，粉葛根 20g，麻黄 8g，炮附子 8g，桂枝 10g，独活 10g，桑寄生 20g，川续断 15g，川牛膝 15g，车前子 15g（包煎）。药引及煎服方法同前。

2009 年 7 月 20 日三诊：上方 7 剂药尽，腰腿疼痛和小腿浮肿已明显好转，脉舌已如常人。为巩固疗效，上方稍有加减，又取 15 剂，回北京继续调治。

［按　语］

本案腰腿痛的主要病因病机，当属阳气不足，寒湿阻滞。在运用刘老八对饮时，去掉了方中生杭芍、制乳没、生甘草，加上炮附子、桂枝、麻黄以助阳气。

患者腰腿痛,加上两膝关节痛肿,所以八对饮去醋香附、醋延胡索、槟榔,加独活、川牛膝以治腰以下痛甚;车前子以清热利湿、利水消肿。诸药合用,共奏补气养血、温寒除湿、利水消肿之效。

74. 颈肩腰腿痛

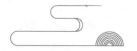

杨某,男,65 岁,2010 年 7 月 20 日初诊。

主诉:颈肩腰腿痛加重半年余。

病史:患者自述,5 年前,不明原因颈部不适,继而左肩及左臀部肌肉疼痛,到某医院诊断为颈肩综合征,治疗后症状减轻;3 年前又发现腰酸困,右腿阵发性疼痛,CT 检查为腰 4、腰 5 膨出,诊断为坐骨神经痛,经用消炎药、镇痛药和激素类药治疗,也有好转。但常常是颈肩痛重时,腰腿痛轻;腰腿痛重时,颈肩痛轻,反复发作。近半年来,用西药治疗,效果不佳,病情越来越重,故转请中医诊治。中医查体所见,左肩及左臀部肌肉按之压痛明显,腰骶部及右侧坐骨神经分布区有明显压痛。饮食、睡眠及二便尚可,舌质黯红,舌苔无异常,脉细涩乏力。

辨证:舌质黯红、脉涩是气血瘀滞之象,脉细提示血不足,乏力为气血双亏所致。再结合查体所见疼痛部位的典型分布,当诊为气血双亏、气滞血瘀的颈肩腰腿痛。

治则:益气养血,化瘀止痛。

方剂:八对饮加减。

处方:酒当归 15g,炙黄芪 30g,桃仁 15g,红花 10g(后下),粉葛根 20g,炒槟榔 12g,川续断 15g,桑寄生 15g,制乳没各 6g,威灵仙 10g,秦艽 12g,熟地黄 15g,怀牛膝 15g,炒白芍 30g,炙甘草 10g。生姜 3 片,大枣 4 枚,红糖半匙,黄酒 1 匙为引,7 剂。

煎服方法:水煎服,日 1 剂,早晚饭后 1 小时左右各服 1 次,每次 250 ~ 300ml。

2010 年 7 月 28 日二诊:服上方 7 剂后,颈部较舒适,肩臂肌肉疼痛明显减轻;腰腿疼痛次数也有所减少。患者补充:初次看病时,只顾说痛的情况了,腰腿总是怕冷的病情未能告知。

处方：酒当归 15g，炙黄芪 30g，桃仁 15g，红花 10g（后下），粉葛根 20g，川续断 15g，桑寄生 15g，制乳没各 6g，炮附子 6g，熟地黄 15g，怀牛膝 15g，仙茅 10g，淫羊藿 15g，威灵仙 10g，秦艽 12g。7 剂。药引及煎服方法同前。

2010 年 8 月 6 日三诊：上方 7 剂药尽，患者精神很好，颈肩腰腿疼痛全面好转，患者战胜疾病的信心倍增。遵照效不更方之则，又取上方 15 剂，继续巩固治疗。药引及煎服方法同前。

2010 年 8 月 30 日来告：病已痊愈，什么活都能干了；五六年的陈年痼疾，治疗 1 个月竟然痊愈，可谓神速。特来告以感谢之意。

[按　语]

"八对饮"是刘老所创新方之一，临床上多用于中年之后，肝肾亏损，气血不足，筋骨失养的不荣则痛，加之外感风寒湿邪，痹阻经络，不通则痛而致的颈肩腰腿疼痛，效果良好。刘老认为凡属上述病因病机的颈椎病，肩关节周围炎，颈肩综合征，腰肌劳损，腰椎间盘突出、膨出，腰椎管狭窄及坐骨神经痛等，均可以此方加减治疗。

75. 血虚痹

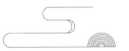

曲某，男，46 岁，2012 年 6 月 7 日初诊。

主诉：右手腕关节干热掣痛加重 2~3 天。

病史：患者素体消瘦，经常五心烦热，容易上火。1 周前因饮酒过量，第 2 天即发现右手腕部牵拉掣痛，局部发热明显。当地医院认为是腕关节有炎症，用消炎药、止痛药加激素，当时也有效，药力一过掣痛加重，现在屈伸不利，急来郑州求治。中医查体所见：患者形体消瘦，面色潮红，舌质较瘦，无苔缺津，脉浮细数。

辨证：从病史观之，患者素体消瘦，五心烦热，容易上火，为阴血亏虚，内热之体；起病的诱因为饮酒过量，酒性辛热，更助其内热之势；同时饮酒过量，易使汗出招致外风，内外合邪，就其内因来说，是阴虚则内热，血虚易生风；外因是汗出当风。风又为无形之阳邪,易化燥化热,更耗其阴血,故而阴虚内热,血虚风动,风热流窜关节,壅滞经络,阻遏气血,筋骨失于濡养,则干热掣痛。患者形体消瘦,面色潮红,舌质较瘦,无苔缺津,脉浮细数,皆阴血不足,血虚风动之象。故本案当属阴虚内热,血虚风动,内热壅滞经络,筋骨失于濡养之血虚痹。正如《金匮要略》在论述血虚历节的病因病机和症状时说:"少阴脉浮而弱,弱则血不足,浮则为风,风血相搏,即疼痛如掣。"

治则:养阴补血,清热息风。

方剂:四物二皮汤[1]加味。

处方:生地 10g,当归 15g,赤白芍各 15g,川芎 10g,粉丹皮 10g,地骨皮 15g,知母 15g,粉葛根 20g,嫩桑枝 30g,生甘草 10g。

煎服方法:水煎服,日 1 剂,早晚饭后 1 小时左右各服 1 次,每次 250～300ml。

2012 年 6 月 15 日二诊:服上方 7 剂后,右手腕关节活动较前灵活,干热掣痛有所减轻,舌质淡红,有薄白苔,脉弦细稍数。

处方:生地 12g,当归 15g,赤芍 15g,白芍 30g,川芎 10g,粉丹皮 10g,地骨皮 15g,知母 15g,粉葛根 20g,忍冬藤 30g,生甘草 10g。7 剂。煎服方法同前。

2012 年 6 月 23 日三诊:自述右手腕关节活动自如,干热掣痛基本解除,因在郑州亲戚家住吃药不方便,要求多开一点药回家调治。脉舌已近常人。

处方:生地 12g,赤芍 15g,白芍 30g,川芎 10g,粉丹皮 10g,地骨皮 15g,粉葛根 20g,知母 15g,忍冬藤 30g,生甘草 10g。15 剂,以巩固疗效。煎服方法同前。

[按 语]

《金匮要略》对血虚历节病因病机和症状虽有描述,但未出方治,后世对血虚痹论治也不多。刘老根据血虚痹的病因病机,自拟四物二皮汤,灵活加减治疗本型痹证疗效较好。本方中的四物汤,能补血养阴,调血通经止痛。对血虚

---

[1] 刘茂林经验方四物二皮汤组成:生地 10g,当归 15g,赤白芍各 15g,川芎 10g,粉丹皮 10g,地骨皮 15g,知母 15g,粉葛根 20g,嫩桑枝 30g,生甘草 10g。

痹而言,清热养阴,补血调经,即可祛风热而止痛;方中又加了赤芍,是取其清热凉血,活血散瘀,伍白芍养血敛阴,疏肝止痛,在临床上,每遇血虚热瘀诸症,二物合用,效果良好。

关于二皮:即粉丹皮、地骨皮。两药性皆寒凉,均入血分,清热凉血,活血散瘀,对本案阴虚生热,血虚生风,风热壅滞经络,阻遏气血运行,筋骨失于濡养而掣痛的血虚痹,恰投病机。

本案还用了知母、粉葛根、忍冬藤、生甘草。张锡纯在《医学衷中参西录》中说知母"寒苦皆非甚大,而又多液,是以能滋阴也",故对阴虚生热,风热壅滞之痹,施之此物,堪称佳品。粉葛根,性味甘、辛、凉。既能解肌退热,又能生津止渴,据现代研究,还有改善脑部血液循环和外周血液循环之功,对中医所谓的不通则痛诸症,尤有独到之处,特别是对阴血不足、风热阻遏之证,更为适宜。忍冬藤,又称银花藤,性味甘、寒。既能清热解毒,功同金银花,又能清热疏风,通络止痛,所以对阴血亏虚、风热壅滞经络之血虚痹,可谓至当不易之品。生甘草,清热解毒,用量较大,与方中大量白芍为伍,有芍药甘草汤之义,酸甘化阴,缓急止痛。以上四药与四物二皮汤伍用,正合本案阴虚内热,血虚风动,风热壅滞经络,筋骨失于濡养之病因病机,故其疗也佳。

76. 血痹

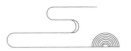

杨某,男,13 岁,2014 年 7 月 16 日初诊。

主诉:其母代述,右大腿外上部麻木不仁已年余。

病史:患儿从小胃肠不好,身体比较虚弱,小时候还有尿床的毛病,母亲经常给他换洗晾晒,到了小学五六年级时,他已很少尿床,但偶尔尿床后,自己硬把湿地方焐干。1 年前自己发现右大腿外上方有手掌大一片没有感觉,仔细体会就觉麻木不仁,自己认为问题不大,也许过一阵就会好转,就没有告诉大人,但近来麻木处有扩大之势,并有轻微酸困疼痛之感,这才告诉了母亲,大人很重视,想趁着假期,抓紧时间把病治好,以免耽误学习。中医查体所见,患儿面色萎黄,精神不振,比较怕风冷,舌质淡黯,脉沉细而涩。

辨证:①从病史观之,患者表体虚弱,抗病力差,这是体质因素,平时气血不足。②尿床后硬是把湿处焐干,这是主要病因之一,本来体质气血虚弱,正虚之处,邪必凑之,寒湿极易侵入局部,寒湿均为阴邪,寒为无形之阴邪,其性收引凝滞;湿为有形之阴邪,其性重着黏滞,易伤阳气,易阻气机,极易造成气虚湿阻血瘀,机体局部肌肤失于温养和濡煦,故见局部皮肤麻木不仁,甚则酸困疼痛。③患儿面色萎黄,精神不振,怕风冷,舌淡黯,脉沉细涩,皆为气虚血瘀、营卫不和之象,《金匮要略》将此脉症称为"血痹"。

治则:益气活血,通阳行痹。

方药:黄芪桂枝五物汤加味。

处方:黄芪 20g,桂枝 10g,白芍 15g,当归 15g,桃仁 10g,红花 8g,川牛膝 10g,粉葛根 20g,生姜 15g,大枣 10g。7 剂。

煎服方法:水煎服,日 1 剂,早晚饭后 1 小时左右各服 1 次,1 次 250～300ml。

2014 年 7 月 23 日二诊:服上方 7 剂后自觉已无酸痛感,麻木不仁的范围有所缩小,患儿的精神面貌较好,面部气色也有所改善,但饮食欠佳,自觉胃胀。舌质淡红,脉沉细。

处方:黄芪 20g,桂枝 10g,白芍 15g,当归 15g,桃仁 10g,砂仁 8g(后下),陈皮 10g,川牛膝 10g,粉葛根 25g,生姜 10g,大枣 10g。8 剂。煎服方法同前。

2014 年 7 月 31 日三诊:自述右大腿外上部麻木不仁的感觉已全部消失,饮食增加,胃胀亦停,脉舌已近正常,服药半月,病告痊愈。

［按　语］

血痹之病名,首见于《金匮要略》,其主治方剂是黄芪桂枝五物汤。历代经方前贤一致认为本方主治:整体气血虚弱,加之风邪外侵,气虚湿阻血瘀,皮腠肌肤失养则局部肌肤麻木不仁或见微微酸痛之血痹。本案在用黄芪桂枝五物汤的同时,又加了当归、桃仁、红花、牛膝、葛根,而且重用粉葛根。①加当归、桃仁、红花,是因为有酸困疼痛,此疼痛既有气血虚弱的不荣则痛,也有气虚血瘀的不通则痛。舌质黯,脉象涩,舌脉皆有血瘀之象,故加当归、桃仁、红花以养血补血,活血化瘀。②增川牛膝、粉葛根,而且重用葛根。麻木、疼痛之处在下肢,牛膝既能活血祛瘀通络,又能引药下行,直达下肢病所;葛根既能解肌发表散邪,又能疏通经络,软化血管,改善血液循环,特别是外周微循环,故本案特别重用本品。

77. 脉痹

高某,男,38 岁,2003 年 4 月 20 日初诊。

主诉: 右胸腹部皮下有一条索状硬结,红肿热痛,触之痛重已 7~8 天。

病史: 1 周前因装卸任务较重,工作较累,有些过劳,休息之后发现右侧胸腹不适,第 2 天即发现右侧胸腹部有一条上下条索状结节,疼痛拒按,去某医院诊断为静脉炎,让住院治疗,患者认为没那么严重,想请中医看看能否解决。中医查体所见,右侧锁骨中线外,有一条近似与右侧锁骨中线平行走向的条索状硬结,约 12cm 长,微显红肿,疼痛拒按。除此之外,患者感觉口干口苦,心情烦躁。又见其面色红润,舌质黯红,苔薄白微黄,脉弦紧而数。

辨证: 观本案病位,在右侧胸腹部表浅血脉;从病性分析,拒按为实,红肿热痛,热痛是血热瘀阻之实证,再参合口干口苦,心情烦躁,舌质黯红,苔白微黄,脉弦紧数,均支持阴血亏虚、血热瘀阻之诊断,故本案的主要病因病机当是血热瘀阻肌表,经络痹阻不通。

治则: 活血化瘀理气,清热通络止痛。

方剂: 通脉灵[1] 加减。

处方: 当归 15g,生地 15g,赤芍 15g,粉丹皮 15g,桃仁 15g,红花 10g,水蛭 10g,地龙 15g,水牛角 30g,川牛膝 15g,地骨皮 15g,制乳没 15g,大腹皮 30g,生甘草 10g。7 剂。

煎服方法: 水煎服,日 1 剂,早晚饭后 1 小时左右各服 1 次,每次 250~300ml。

---

[1] 刘茂林经验方通脉灵方药组成:当归 15g,生地 15g,赤芍 15g,丹皮 15g,桃仁 15g,红花 10g,地龙 15g,水蛭 10g,水牛角丝 30g,川牛膝 15g,地骨皮 15g,制乳没各 6g,大腹皮 30g。

2003 年 4 月 28 日二诊：服上方 7 剂后，口干苦明显减轻，右侧胸腹部的条索状硬结稍有松软，但依然疼痛，脉舌变化不大。

处方：当归 15g，赤白芍各 15g，粉丹皮 15g，桃仁 15g，红花 10g，水蛭 10g，水牛角 30g，川牛膝 15g，地骨皮 15g，大腹皮 30g，炮穿山甲 10g，忍冬藤 30g，制乳没各 6g。7 剂。煎服方法同前。

2003 年 5 月 6 日三诊：患者自述，服上方 7 剂后条索状硬结明显变软，疼痛亦随之缓解，自知药已见效，又服 3 剂后，诸症全消，已如常人。

［按　语］

脉痹之病，临床上比较少见，究其病名，首见于《素问·痹论》，指以血脉证候为突出表现的痹证。《张氏医通》说："脉痹者，热痹也。"可见脉痹即热痹，血脉之病也。本案的治疗以刘老所创"通脉灵"为基础方，随证加减，疗效满意。而"通脉灵"是在王清任的"血府逐瘀汤"的基础上加减化裁而来，总体方向是活血化瘀解毒，清热通络止痛。这里需要特别指出的是：本方地骨皮、粉丹皮、大腹皮三皮连用，以皮走皮，清热活血、理气通络止痛之功不可小觑。另外本案复诊中加入了穿山甲和忍冬藤，其效立竿见影，也有其奥妙之处。

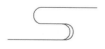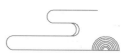

78. 肢体僵硬

韩某，女，52 岁，工人，2013 年 5 月 6 日初诊。

主诉：身如铁板一样沉重，四肢麻木沉痛 3~4 天。

病史：患风湿性关节炎已十来年，每遇风寒湿则病情加重，平时比较怕冷，经常用药治疗。此次得病是下夜班后，几个工友在休息室休息，年轻人怕热，把空调开至二十三四度，患者因比较疲劳，不知不觉就睡着了，醒来后即发现主诉中所说的那些症状，在本厂医院治疗无效，所以前来本院诊治。患者在工友的搀扶下进入诊室，全身动弹不得，极度痛苦。面色萎黄，舌质淡，苔薄白，脉沉细而涩。

辨证：从病史观之，素体阳气不足，卫外失固，易受风寒湿邪侵袭，此次得病，在休息（睡眠）状态下，空调温度过低，内因阳气不足，外因风寒湿侵袭。阳虚气血推动乏力,加之外感风寒湿,风性善动,风彻上下,与寒湿并入,易从寒化。内外合邪,阳虚推动无力,加之风寒湿收引凝滞,故有身如铁板、四肢沉痛的肢体僵硬之症。从神色脉舌来看,面色萎黄,全身动弹不得,极度痛苦病容,舌质淡,苔薄白,脉沉细而涩,一派阳气亏虚、寒湿阻滞之象。从上述分析,不难看出本案患者肢体僵硬的主要病因病机应是阳气亏虚,寒湿阻滞。

治则:温阳益气,除寒祛湿,通活经络。

方剂:芪附麻辛桂姜汤[1]加味。

处方:黄芪 30g,炮附子 10g(先煎),麻黄 10g,细辛 5g,桂枝 10g,干姜 10g,制川草乌各 6g(先煎),制乳没各 6g。生姜 4 片,大枣 6 枚,黄酒 100ml 为引,3 剂。

煎服方法:附子、川草乌先煎半个小时,再与他药共同水煎服。日 1 剂,早、晚饭后 1 小时左右各服 1 次,每次 250~300ml。

2013 年 5 月 9 日二诊:服药 1 剂后,周身微微汗出,肢体僵硬如松绑,四肢麻木沉重亦较柔和;3 剂药尽,自觉肢体僵硬之病已完全康复。要求继续治疗,后以芪附麻辛桂姜汤原方巩固治之。

[按　语]

关于本案的诊断命名,身如铁板一样沉重,四肢麻木沉痛,与风寒湿痹有相似之处,但又不完全符合痹证的诊断;肢体僵硬似有痉病之状,但它的主症并非强直拘急;四肢麻木也并非本案的主症。故暂定为肢体僵硬。

本案的主治方剂是芪附麻辛桂姜汤。主治寒湿痹,能温阳益气,除寒散湿,通络止痛,恰投本案阳气亏虚、寒湿阻滞之病因病机。

主方已有附子,又加川草乌是何用意? 附子大辛大热,上助心阳,中温脾土,下补肾阳,内外上下,无所不到,但以温补肾阳为特长。张锡纯《医学衷中参西录》说:"附子味辛,性大热,为补助元阳之主药,其力能升能降,能内达能

---

[1] 刘茂林经验方芪附麻辛桂姜汤方药组成:黄芪 30g,炮附子 8g,麻黄 10g,细辛 5g,桂枝 12g,干姜 10g,炒白术 30g,炙甘草 6g。生姜 3~4 片,大枣 4~5 枚,红糖半匙,黄酒 1 匙为引。

外散,凡凝寒锢冷之结于脏腑、着于筋骨、痹于经络血脉者,皆能开之、通之。"而川乌、草乌,温热之力稍逊于附子,然其通宣之力确优于附子。二物伍用,相互促进,互展其长,对阳气亏虚、阴寒痼结之证,诚为良方。在这方面,医圣张仲景的乌头赤石脂丸,开创了大辛大热(乌、附、椒、姜)并用的先河。

加乳香、没药的妙处:乳香辛苦性温,善行血中之气;没药辛苦性平,专于活血散瘀,二物合之,功擅疏通经络、脏腑、气血之凝瘀。张锡纯在《医学衷中参西录》乳香、没药解中说:"二药并用为宣通脏腑、流通经络之要药,故凡心胃、胁腹、肢体、关节诸疼痛皆能治之。"

总之,本案的治疗以芪附麻辛桂姜汤为基本方,加制川草乌、制乳没,更切本案阳气亏虚、阴寒痼结的病因病机。

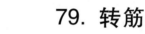 # 79. 转筋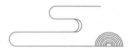

任某,男,70岁,郑州市退休干部,2012年11月4日初诊。

主诉:两腿转筋,近1周严重。

病史:本案患者,平素自觉身体尚好,今年秋后患胃肠炎,开始是腹泻,后又转为痢疾,住院1个多月,病愈出院。但出院后一直胃肠不适,没有食欲,经常低热,体温37.5℃左右,身困体乏,血压偏低100/60mmHg。从1个月前,开始是两手拇指和食指交替抽筋,后来5个指头都抽筋,继而两腿交替性抽筋,但以右腿为重,近1周来,抽筋疼痛,一夜数次,痛苦不堪,腿抽筋渐加重(两手抽筋反而减轻了),因此白天不敢外出,晚上怕腿肚抽筋加重,曾用西药补钙类药和中药活血除风剂治之,均无显效。中医诊视所见,形体消瘦,舌质较红,苔薄白缺津,脉弦细稍数。

辨证:人年70岁,肝肾精血相对不足,加之胃肠炎、痢疾住院月余,阴脱于下,继以出院后,胃肠功能未复,长时间胃肠不适,没有食欲,气血乏源,因而更加重了阴血不足,肝无血可藏,则肝阴虚,阴虚日久,必及于肾,肾阴不足,肝肾阴虚,筋脉失养,故见四肢转筋,拘急疼痛。患者形体消瘦,舌质红,苔白缺津,脉弦细数,均为阴虚生热之象。据脉症病史分析,本案的主要病因病机是肝肾阴虚,筋脉失养。

治则:滋补肝肾,舒缓筋脉。

方药:一贯煎合芍药甘草汤加减。

处方:北沙参 30g,麦冬 20g,当归身 15g,生地黄 20g,枸杞子 15g,净萸肉 15g,白芍药 30g,粉葛根 30g,炙甘草 20g。蜂蜜 10g 为引。7 剂。

煎服方法:水煎服,日 1 剂,早晚饭后 1 小时左右各服 1 次,每次 250～300ml。

2012 年 11 月 11 日二诊:上方服 3 剂后,转筋疼痛明显减轻,7 剂药尽转筋已停,但仍食少,胃脘不适。舌质依然较红。苔已生津,脉弦细较前稍缓和。

处方:北沙参 30g,麦冬 20g,当归 15g,熟地 15g,枸杞子 12g,净萸肉 15g,白芍 30g,葛根 30g,炙甘草 20g,砂仁 8g(后下),陈皮 10g,焦三仙各 10g。蜂蜜 10g 为引。7 剂。

煎服方法同前。

2012 年 11 月 19 日,患者电话告知,转筋疼痛已基本痊愈,但恐有反复,要求指导预防复发之方,嘱其以上方再服 7 剂,以巩固之。3 个月后,因他疾又就诊于余,述转筋之病停药后未再发生。

[按　语]

本病的主要症状是转筋(抽筋)疼痛,其主要病因病机多为肝肾阴虚,筋脉失养而发病。本案的治疗刘老用了一贯煎和芍药甘草汤加减。①一贯煎加山萸肉,用以增强补肝血、滋肾阴之力,滋补肝肾之阴以治本。②芍药甘草汤加粉葛根,取白芍酸苦,养血敛阴,柔肝止痛;甘草甘温,建中缓急以扶正;葛根解肌生津,舒缓筋脉,标本兼而行之。故三物合之,实为酸甘化阴,滋养阴血,舒筋缓急止痛之妙品也。以上两方适当加减,正合肝肾阴虚,筋脉失养,拘急疼痛之主要病因病机。

80. 寒厥

牛某,男,34 岁,2015 年 4 月 6 日初诊。

主诉:四肢冰凉,周身恶寒已年余。

病史：从小脾胃虚弱，比较怕冷，稍食生冷即腹痛、腹泻，动则气短汗出，腰膝沉困乏力，四肢厥冷。出门要戴特制口罩，以避风寒，否则频频喷嚏，流清涕不止，晚上睡眠，必须蒙头盖脑，方可入睡。到处医治无效，且近年来有越来越重之势，今特来郑州求治。余观其面色苍白，舌质淡，无苔，脉来迟细而弱。

辨证：从小体质虚弱，怕冷乃阳虚恶寒之象；食生冷即腹痛、腹泻，动则气短汗出，此即中焦脾胃阳气亏虚，气血乏源，卫外失固所致；腰膝沉困，四肢厥冷，乃肾阳不足，阳气衰于下，发为寒厥。面色苍白，舌质淡，无苔，脉迟细弱，一派阳虚寒盛之象。综上所述，本案的主要病因病机当属脾肾阳虚，卫阳失固。

治则：温补脾肾，祛寒固卫。

方剂：真理汤(即真武汤合理中丸)加减。

处方：红参 10g，黄芪 30g，炒白术 20g，茯苓 15g，炒白芍 15g，防风 10g，炮附子 8g，干姜 10g，炙甘草 8g。生姜 3 片，大枣 4 枚为引。7 剂。

煎服方法：水煎服，日 1 剂，早晚饭后 1 小时左右各服 1 次，每次 250～300ml。

2015 年 4 月 13 日二诊：恶寒和肢冷有所减轻，但其余脉症无明显变化。疑似病重药轻，药疲于病，有杯水车薪之嫌。

处方：红参 10g，黄芪 60g，炒白术 30g，防风 10g，茯苓 15g，炒白芍 30g，炮附子 20g(先煎)，干姜 15g，炙甘草 10g。生姜 3 片，大枣 6 枚为引。7 剂。

煎服方法：先煎附子 2 小时，其他煎服方法同前。

2015 年 4 月 20 日三诊：自述怕冷情况大有好转，四肢不那么冰凉，自己要求温阳祛寒药再适当加量。舌质淡红，脉较前有力，并述性生活后，怕冷和腰膝沉困明显加重，据此脉症变化，前方稍加调整。

处方：红参 10g，黄芪 60g，炒白术 30g，肉桂粉 6g(冲)，熟地 20g，炒白芍 30g，炮附子 30g(先煎)，干姜 15g，炙甘草 10g。生姜 3 片，大枣 6 枚为引。7 剂。

煎服方法：先煎附子 3 小时，其他煎服方法同前。

2015 年 5 月 6 日来电告知，自觉上方效果挺好，自作主张，上方在当地又取 7 剂服之，自认为大病告愈，特致电感谢！

［按　语］

《伤寒论》和《金匮要略》之方，多药简力宏，用意深奥，直捣病所，效如神助。故前贤有"起大病者经方也"之见。本案以两首经方合用（即真武汤、理中丸），以适脾肾阳虚之主要病因病机，辨证准确，用之得当，证宜此方，方宜此证，效如桴鼓。

附子、干姜的联合运用：附子性味辛甘大热，上助心阳，中温脾土，下补肾阳，但以回阳救逆、温补肾阳为其特长；干姜性味辛热，辛开温通，助心阳，温脾土，协附子回阳救逆，为温脾土之上品，故附子伍干姜，一温先天而生后天，一温后天而养先天，相辅相成，相须为用，各展其长，相得益彰，温补回阳之力大增，为回阳救逆，治四肢厥冷之天作之合。

关于附子的用量及用法：炮附子 10g 以下一般与他药同煎即可；10～20g 先煎 1 小时；20～30g 先煎 2 小时，30～40g 先煎 3 小时，40g 以上先煎 4 小时。总之，煎至附片置于舌上，以不麻舌为度。

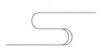

81. 痿病

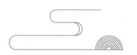

马某，女，50 岁，河南巩义市人，2009 年 6 月 16 日初诊。

主诉：手不能握，足不能步，已近半年。

病史：得病后 2～3 个月时，曾到北京某医院住院治疗，出院时诊断为"变应性肉芽肿性血管炎"。来本院就诊时，家人搀扶患者进入诊室，呈极痛苦病容，面色黧黑、消瘦，自述周身畏寒，极度怕冷，时值夏日，两手紧缩在棉套袖中，两脚还穿着棉鞋。上肢从肘关节至指端麻木不仁，手臂肌肉明显萎缩，故手不能握捏，不能写字，不能用筷子吃饭；下肢两膝关节至足趾麻木不仁，小腿肌肉明显萎缩，足底似有硬结，不敢着地，故足不能步。四肢轻度浮肿，已卧床月余，不能出室外活动，舌质淡，苔薄白，舌体胖大，边有齿痕，脉沉细缓。

辨证：《素问·调经论》云"阳虚则外寒"，此言人体阳气亏虚，一则气血循环推动无力，四肢筋骨肌肉失于濡养和温煦；二则卫阳不能达于肌表司其温煦之职，故见周身畏寒，极度怕冷，肌肉消瘦萎缩。《素问·五脏生成》说："故人卧血归于肝,肝受血而能视,足受血而能步,掌受血而能握,指受血而能摄。"此言人体的四肢运动,由筋所主,而筋只有得到肝血的濡养和温煦,四肢才能活动自如,而今阳气不足,气血循环推动无力,且常兼见寒湿阻滞,久之,筋脉失养,肌肉萎缩,故见主诉所云手不能握、足不能步之主症。舌质淡,苔薄白,舌体胖,边有齿痕,脉沉细缓等皆阳虚寒湿之象。因此本案辨证诊断为痿病。其主要病因病机是:阳气亏虚,寒湿阻滞。

治则:温阳散寒,通络除湿。

方药:芪附麻辛桂姜汤加减。

处方:红参 10g,黄芪 30g,炒白术 30g,茯苓 30,桂枝 10g,炮附子 8g,麻黄 8g,细辛 5g,川牛膝 15g,葛根 15g,薏苡仁 30g,羌活 10g,威灵仙 12g,炒白芍 15g,炙甘草 6g。生姜 3~4 片、大枣 4~5 枚、红糖半匙、黄酒 1 匙为引。7 剂。

煎服方法:水煎服,日 1 剂,早、晚饭后 1.5 小时左右各服 1 次。1 次 250~300ml。

2009 年 6 月 21 日二诊:服上方 7 剂后,四肢浮肿明显减轻,两踝关节较前轻松,全身已不再特别怕冷,余无明显变化。处方:上方去白芍、甘草、茯苓、羌活、薏苡仁,加酒当归 15g、炒川芎 15g、桃仁 15g、红花 10g、丹参 15g。连服 45 剂。药引及煎服方法同前。

2009 年 8 月 10 日三诊:服上方 45 剂后,两上肢麻木已由肘关节退至腕关节以下,两手已能勉强持物;两腿麻木已由膝关节退至踝关节以下,两踝关节紧束感有所减轻,自己已能在室内走动。

处方:党参 30g,黄芪 30g,炒白术 30g,炮附子 8g,麻黄 6g,细辛 5g,桂枝 10g,酒当归 15g,炒川芎 15g,桃仁 15g,红花 10g,川牛膝 15g,威灵仙 12g,丹参 15g,葛根 15g,炮穿山甲 10g,蜈蚣 2 条(焙干,为细粉,冲服)。30 剂。药引及煎服方法同前。

2009 年 9 月 20 日四诊:其家人来述,走路比以前硬实,两手持物较前有力,守前方继服 60 剂。药引及煎服方法同前。

2009 年 12 月 4 日五诊:自述左手麻木已基本消失,右手麻木只剩无名指和小指;两脚着地较前扎实,虽已隆冬季节,还能院子里走走转转,亦不觉得太冷。只是近来饮食较差,且周身瘙痒明显。前方去丹参、红花,加炒鸡内金 15g、焦三仙各 15g。30 剂。药引及煎服方法同前。

2010 年 1 月 6 日六诊:服前方 30 剂后,饮食好转,瘙痒明显减轻,两手麻木全部解除,生活基本自理,前方稍有增减又进 60 剂。药引及煎服方法同前。

2010 年 3 月 3 日七诊:自述近 2~3 月以来,诸症大有好转,四肢萎缩的肌肉逐渐丰满起来,手能写字,用筷子,足能步行 1~2km 出去买菜。但踝关节的紧缩感和足底硬物感并未完全缓解。

处方:太子参 15g,黄芪 30g,炒白术 15g,炮附子 3g,麻黄 6g,细辛 3g,桂枝 8g,川牛膝 15g,酒当归 15g,炒川芎 10g,葛根 15g,桃仁 15g,炮穿山甲 10g,全蝎 10g,水蛭粉 3g(冲),蜈蚣粉 3g(冲),制马钱子粉 0.3g(冲),焦三仙各 10g,30 剂。药引及煎服方法同前。

2010 年 4 月 15 日,反映服上方 30 剂后,足底硬物感和踝关节紧缩感明显减轻,已基本康复。后断断续续来开点药稍加调理 3~4 年,已如常人。

[按　语]

痿病是以四肢软弱无力,筋脉弛缓不用,甚至肌肉萎缩为主要特征的一种少见、疑难重症。该案西医诊断为"变应性肉芽肿性血管炎",认为实属罕见,预后不良,并推荐用中医药试治。经过中医药治疗和家人的精心护理,现在确实已经手能握、足能步了,已经萎缩的肌肉也逐渐丰满起来。所以对一些慢性疑难重症,作为一个中医要敢于接诊治疗,但是一定要在中医理论指导下,精心辨证论治,既要大胆,又要心细,实践证明确有良好疗效。

张子和的《儒门事亲》说"大抵痿之为病,皆因客热而成",并说"痿病无寒",又说"若痿作寒治,是不刃而杀之也"。刘老认为此言有失偏颇,不能绝对化,如是则有悖于中医的辨证论治精神。临床上既要重视客热致痿,更要不失中医的辨证论治精神,方为高手。故应寒者热之,热者寒之,虚者补之,实者泻之,随证治之为宜。本案的治疗,在以"芪附麻辛桂姜汤"主治阳气亏损、寒湿阻滞的同时,参、术、姜、枣始终未断,且以病情或用红参,或用党参,或用太子参,又随证加用鸡内金、焦三仙等,此即宗《内经》治痿独取阳明之旨。所以要注意在治痿过程中,始终把握顾护脾胃之气,这对痿病的治疗、发展、变化乃至痊愈都具有重要意义。该案痿病后期,仅余踝关节紧束感和足底硬物感时,逐渐加大活血化瘀和攻坚散结之力,如用丹参、桃仁、全蝎、蜈蚣、穿山甲、水蛭、马前子等,症状逐渐减轻。同时,在该案治疗过程中还发现,长期大量应用活血化瘀之品,特别是丹参,会产生全身瘙痒现象,今后,应注意掌握活血化瘀药的用量和用药时间。

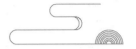

82. 外感发热

鹿某,男,72岁,干部,郑州市人,2003年3月31日初诊。

主诉:发热、头身疼痛8天。

现病史:半月前因病毒性肺炎在某医院住院治疗1月余,病情好转出院。但出院后仍有咳嗽,近8天来发热,下午较重,体温在38℃左右,吐痰(有时痰中带血),头身疼痛,口干,喷嚏流泪干哕,时而急躁汗出,用退热药后能缓解一时。因患者年事已高,病程较长,抗病能力较差,易感外邪。诊其脉细稍数,舌质较红,苔薄微黄缺津。

辨证:据此脉证病史辨证,为热病之后,余热未尽,复感外邪,外寒里热,热伤阳络的外感发热。

治则:解肌发表,清热止血。

方药:柴葛解肌汤和泻白散加减。

处方:柴胡10g,粉葛根15g,羌活12g,白芷10g,条黄芩10g,生石膏30g(先煎),藕节炭15g,白茅根30g,炙桑白皮12g,炒地骨皮15g,桔梗15g,生甘草10g。生姜3片,大枣5枚为引。7剂。

煎服方法:水煎服,每日1剂,早晚饭后1小时左右各服1次,每次服250~300ml。

4月8日二诊:自述体温已正常,头身疼痛缓解,外感症状基本解决,咳痰减少,不再带血,急躁汗出减少,唯食欲不好,睡眠欠佳。

处方:柴胡10g,粉葛根15g,砂仁12g(后下),陈皮10g,条黄芩10g,百合30g,藕节炭15g,白茅根30g,炙桑白皮12g,炒地骨皮15g,桔梗15g,生甘草10g。生姜3片,大枣4枚为引。7剂。煎服方法同前。

后以上方稍有加减,调理月余,诸症平息。

［按　语］

本案患者,年事已高,病程较长,抗病能力下降,加之热病之后,余热未尽,最易复感外邪,故见表证不解,已成外寒里热证,里热主指肺胃热盛,伤及阳络,则吐痰带血。方药以柴葛解肌汤解肌发表,兼清里热;合泻白散之主药加藕节炭、白茅根、桔梗、生甘草,各药相参,故有清热泻肺止血之功。复诊即初诊之方去羌活、白芷、生石膏,加砂仁、陈皮、百合而成。去羌活、白芷是外证已解;加砂仁、陈皮理气和胃建中,以应食欲不佳之需;去石膏以防久服寒凉伤胃之嫌;加百合清养心肺、益气安神以合睡眠欠佳之需。

总之,在临床上刘老凡遇外寒里热的寒包火之证(俗称灯笼病),常以柴葛解肌汤加减,多获良效。

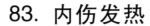 # 83. 内伤发热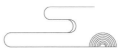

管某,男,39 岁,从商,巩义市人,2017 年 3 月 10 日初诊。

主诉: 低热月余,下午较重,盗汗明显。

现病史: 近 6 年来经常低热(37～38℃),经常手足心热,心烦口渴,盗汗,久而久之,形体消瘦,自己思想压力较大,1 月前住某医院做了全面体检(包括骨髓穿刺等),未见明显异常,拟似"功能性发热",暂无特效疗法,建议出院,可找中医诊治。初诊时舌质较红缺津,无苔,脉细稍数。

辨证: 据此脉证病史辨证,应是内伤发热中的阴虚发热,中医亦称"骨蒸劳热"。

治则: 益阴除热,清退骨蒸。

方药: 百清汤[1]加减。

处方: 银柴胡 10g,胡黄连 10g,秦艽 10g,醋鳖甲 15g,条黄芩 10g,地骨皮

---

[1] 刘茂林经验方百清汤方药组成:银柴胡 10g,胡黄连 10g,秦艽 10g,醋鳖甲 15g,地骨皮 20g,青蒿 15g,知母 15g,生百合 30g,生地 30g,炙甘草 10g。

15g,青蒿 15g,知母 15g,百合 30g,生地 15g,霜桑叶 30g,净萸肉 12g,浮小麦 30g,生甘草 10g。梨半个,大枣 5 枚为引,7 剂。

煎服方法:水煎服,每日 1 剂,早晚饭后 1 小时左右各服 1 次,每次服 250~300ml。

2017 年 4 月 15 日随访:其爱人述,服 7 剂药后,热退身凉汗止,心烦口渴减轻,劝他再去看看,彻底治好,但忙于商务,未能前去复诊,还好至今没有复发。

［按　语］

本病以长期低热不退为特点,中医称之为"骨蒸劳热",《中医内科学》归于内伤发热之中。所谓"骨蒸"者,言其热由骨髓透发而出,盖肾主骨髓,为精血之海,精血者,阴也,阴虚则发内热,但因热在精血之中,故见骨蒸劳热(长期低热不止);阴血不足,肌肤失养,久而久之,则形体消瘦;肾水亏虚,孤阳无根,虚火上炎,故心烦口渴;阴虚内热,迫津外泄,而盗汗不止;舌红缺津少苔,脉细数,皆为阴虚内热之象。故本病总属阴虚内热的范畴。"百清汤"即百合地黄汤合清骨散而成。百合地黄汤出自《金匮要略》,用以治疗心肺阴虚内热,百脉俱病的"百合病"。生百合、生地用于本方,既能清养心肺,益气养阴,又能防止他药苦寒伤阴之弊。清骨散是治疗阴虚内热(骨蒸劳热)的代表方,用之临床,屡用屡效。方中知母合地骨皮,二物性味甘寒凉润,皆能入肺肾二经,上能清肺热泻火而走表,下能滋肾灭火除骨蒸,表里上下浮游之热无所不解。如《用药法象》说知母:"泻无根之肾火,疗有汗之骨蒸,止虚劳之热,滋化源之阴。"而对地骨皮,李东垣则曰:"地为阴,骨为里,皮为表,服此既治内热不生,而于表里浮游之邪,无有不愈。"本案"百清汤"加霜桑叶、净萸肉、浮小麦三物,对于阴虚内热、阴阳失调之盗汗具有重要意义。因该患者盗汗比较严重,刘老临证之际,每遇阴虚内热、阴阳失调之自汗、盗汗不止者,常用"止汗散"治之,所谓"止汗散",即霜桑叶、地骨皮、浮小麦三味,本方全有,再加净萸肉,更增其滋阴敛汗之力。故本案用本方辨证诊断准确,方药恰投病机,效如桴鼓。

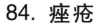
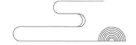

84. 痤疮

艾某,女,22 岁,2004 年 6 月 10 日出诊。

主诉:面部痤疮,时轻时重,已近半年。

病史:患者自述,十七八岁时生过痤疮,考上大学之后好了几年,近半年来有逐渐加重之势,自己用了些外用药膏,效果不灵,想在大学毕业之前,赶紧调治一下。中医查体所见,患者前额、口唇周围、两下颌及耳后部,均有大小不等的黯红色痤疮。舌红少苔,脉弦细数。

辨证:患者在青春发育期生过痤疮,现在依然还在青春期。从痤疮发生的部位分析,主要涉及脾胃肝胆经的循行部位;而舌红少苔,脉弦细数,皆阴虚热结之象。故本案痤疮的主要病因病机当属脾胃肝胆热结,化火生毒。

治则:清热解毒,泻火散结。

方剂:平痤饮[1]加减。

处方:紫草 10g,白花蛇舌草 30g,龙胆草 8g,地骨皮 20g,粉丹皮 15g,大腹皮 20g,姜黄连 6g,酒黄芩 10g,酒大黄 8g,金银花 15g,连翘 15g,蝉蜕 10g,薄荷 8g(后下)。7 剂。

煎服方法:水煎服,日 1 剂,早晚饭后 1 小时左右各服 1 次,每次 250～300ml。

2004 年 6 月 18 日二诊:服上方 7 剂后,面部痤疮呈浅灰色,一派枯萎、消退之势;但瘢痕明显,下颌部仍有两个小痤疮发生,舌红少淡,脉亦较缓。

处方:紫草 10g,白花蛇舌草 30g,龙胆草 6g,地骨皮 20g,粉丹皮 15g,姜黄连 6g,酒黄芩 10g,酒大黄 6g,丹参 15g,炮穿山甲 10g,蝉蜕 10g,薄荷 8g(后下)。7 剂。煎服方法同前。

---

[1] 刘茂林经验方平痤饮方药组成:紫草 10g,白花蛇舌草 30g,龙胆草 8g,桑白皮 15g,地骨皮 20g,大黄 10g,黄连 8g,黄芩 10g,金银花 15g,连翘 15g,蝉蜕 8g,薄荷 8g。

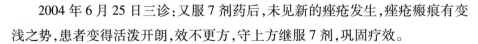

2004 年 6 月 25 日三诊:又服 7 剂药后,未见新的痤疮发生,痤疮瘢痕有变浅之势,患者变得活泼开朗,效不更方,守上方继服 7 剂,巩固疗效。

2 年后随访,未见复发。

[按　语]

"平痤饮"为刘老所创新方之一,是治疗心肺脾胃肝胆热毒郁结型痤疮的代表方。本方亦名"三草二皮泻心汤"。三草,即紫草、白花蛇舌草、龙胆草,以清热解毒、活血散结为主。二皮,即桑白皮(或粉丹皮)、地骨皮,以清肺泻火、凉血散瘀为要。泻心汤(即三黄汤)出自《金匮要略》,由大黄、黄连、黄芩三黄组成,实能清心胃肝胆及泻三焦之热。本方曾在《中国中医药报》"名医名方"栏目中发表。

85. 带状疱疹(缠腰火丹)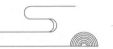

廖某,女,68 岁,2001 年 7 月 2 日初诊。

主诉:左侧胸背焮热疼痛已 4~5 天。

病史:既往身体健康,此次得病后到某医院诊为带状疱疹,用药 2~3 天后,其痛有增无减,且疼痛范围有扩大之势。中医查体所见,左侧胸肋部有红色和黯红色疱疹两三片,形成了一个较宽的疱疹带,前胸和后背疱疹带几乎相连。其主要症状,除典型的带状疱疹外,可以"痛"字概之,呈阵发性疼痛加重,或焮痛如烙,或痛如针刺、刀割。并伴见心烦口渴,急躁易怒,小便黄少,大便干结等,舌质红绛,苔薄黄缺津,脉弦细数。

辨证:根据本案累累红疹呈带状分布,且剧痛难忍,或焮痛如烙,或痛如针刺、刀割的典型临床症状,不难作出带状疱疹的诊断。西医认为本病的病因是"带状疱疹病毒"所致;中医认为是在人体正气虚弱的情况下,感受风、热、毒邪而发病。就本案而言,中医称为"缠腰火丹","缠腰"病位也,"火"热也;"丹"火热之色也。再综观四诊合参所见,除左侧胸背焮热疼痛外,还伴有心烦口渴,急躁易怒,小便黄少,大便干结等,舌质红绛,苔薄黄缺津,脉弦细数,一派心肝阴血亏虚、风热毒邪搏于血分之象。故本案应是风热毒邪结于血分,不通则痛之带状疱疹(缠腰火丹)。

治则:清热解毒化瘀,活血透疹止痛。

方剂:三黄解毒汤[1]加减。

处方:黄芩 10g,黄连 6g,大黄 10g(后下),金银花 15g,连翘 15g,桃仁 15g,丹皮 12g,丹参 15g,地骨皮 20g,紫草 10g,龙胆草 6g,醋柴胡 10g,醋延胡索 12g,生甘草 10g。3 剂。

煎服方法:水煎服,日 1 剂,早晚饭后 1 小时左右各服 1 次,每次 250~300ml。

针刺后加拔火罐,具体操作如下:在疱疹比较集中的地方消毒后,用毫针或三棱针刺向疱疹集中处,每次 3~4 针为宜,不留针,起针后加拔火罐 10~15 分钟,一般每处可拔出 1~2ml 的瘀血,每次针 2~3 处,隔日针 1 次。

2001 年 7 月 5 日二诊:服上方 3 剂,针后拔火罐 2 次,大便较前畅通,剧痛有所减轻,新出疱疹不多,心情有所好转;但仍心情紧张,惧怕疼痛加重,脉舌无明显变化。

处方:黄芩 10g,黄连 6g,大黄 8g(后下),金银花 15g,桃仁 15g,丹皮 12g,地骨皮 15g,丹参 15g,紫草 10g,龙胆草 6g,当归 15g,白芍 20g,制乳没各 6g,生甘草 10g。7 剂。煎服方法同前。针、罐操作方法同前。

2001 年 7 月 13 日三诊:经过初诊和复诊,共服中药 10 剂;针、罐治疗 5 次,疼痛明显减轻,亦未出现新的疱疹,患者心情显著好转,心烦口渴、急躁易怒相继消失,病已基本治愈。但应注意本病愈后数周内、甚至数月内仍有阵发性掀痛感,故须较长时间的巩固治疗,不可不知。所以守上方又开 7 剂以巩固疗效,并嘱其停用针、罐治疗。

待中药服用完后,改用龙胆泻肝丸和逍遥丸治疗 1 个月,以防复发。

[按 语]

"三黄解毒汤",是在《金匮要略》泻心汤的基础上加金银花、连翘、紫花地

---

[1] 刘茂林经验方三黄解毒汤方药组成:黄芩 10g,黄连 6g,大黄 8g,金银花 12g,连翘 15g,紫花地丁 15,蒲公英 30g,赤芍 15g,丹皮 12g,丹参 15g,紫草 10g,龙胆草 6g,生甘草 10g。

丁、蒲公英、赤芍、丹皮、丹参、紫草、龙胆草、生甘草共 13 味药组成,能清热解毒化瘀,活血透疹止痛,用以治疗带状疱疹(缠腰火丹)疗效确切。

临床实践证明,内服"三黄解毒汤",配合使用针、罐治疗者,疗程较短,止痛效果好,后遗症少。

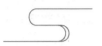# 86. 湿疹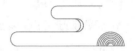

高某,女,70 岁,郑州市退休干部,2010 年 8 月 30 日初诊。

主诉:前额湿疹,奇痒难忍,加重 1 周。

病史:20 天前,两耳后突发湿疹,剧烈瘙痒,继而两手及两小腿对称性发病,后来全身多处发生红疱疹,奇痒难忍,搔抓后疱疹糜烂出水。经用抗过敏药加激素治疗,药劲一过,越发严重。继用中药龙胆泻肝丸、防风通圣丸内服,外用消石粉涂之,亦能见效一时,近七八天来,疱疹全集中于前额部,整个前额皮肤增厚,颜色发黑,奇痒难以言表。中医查体:见其极度痛苦病容,整个前额皮肤增厚,颜色黧黑,黑红疱疹几乎连成一片,奇痒无比,搔之疱疹糜烂渗出脓水。问诊得知口干苦,尿黄便干,烦闷急躁,观其舌质较红,苔薄黄腻,脉滑弦数。

辨证:本案目前的主症是,前额疱疹几乎连成一片,奇痒难忍,搔之糜烂出脓水,已成疮病之势,这些湿疹的典型症状,加之中医查体的客观脉症,口干苦,尿黄便干,舌红,苔黄腻,脉弦滑数等,中医辨证,本案湿疹的主要病因病机是湿热蕴结皮腠,化热化毒生风。

治则:清热利湿,解毒息风。

方药:泻心汤合龙胆泻肝汤加息风之品。

处方:大黄 8g,黄连 6g,黄芩 10g,龙胆草 8g,栀子 10g,车前子 20g(包煎),木通 18g,滑石 10g,地肤子 15g,白鲜皮 20g,生甘草 8g。3 剂。

煎服方法:水煎服,日 1 剂,早饭前、晚饭后 1 小时左右各服 1 次,每次 250~300ml。

配合外用滑石粉涂之。

2010 年 9 月 2 日二诊:服上方 3 剂后,口干苦、尿黄便干都有好转,但主症湿疹并无明显消退,脉舌亦无明显变化,守前方内服药加强清热燥湿之力,外敷药改用西药。处方:大黄8g,黄连6g,黄芩10g,龙胆草8g,栀子10g,车前子30g(包煎),炒苍术15g,黄柏10g,地肤子20g,白鲜皮30g,生甘草10g。3剂。中药煎服方法同前。配合外用药:3%的硼酸液湿热敷。因本院是中医院,没有硼酸一物,嘱其到化工商店自购硼酸粉500g,用干净洗脸盆,每日放入硼酸粉60g,用2 000ml开水溶化后浸湿一条新毛巾,湿热敷之。水凉后再加温,白天除了吃饭,反复敷之,晚上停止外敷。

2010年9月4日三诊:患者抑制不住内心的喜悦,自述从第一天第一次外敷硼酸液后就没有再痒过。内外结合治疗3日后,疱疹全部清除,无任何痛痒之感,皮肤已接近正常,病告痊愈。

[按 语]

本病看似小疾,实际治疗并不容易。该案所以能获速效,刘老以为用3%硼酸液热敷起了重要作用。后来每遇湿疹集中成片者,无论在全身哪个部位,均以上方外敷,多获良效。查3%硼酸溶液的主要功效是消毒作用,但详查之还有特殊的抑菌之功,关于本品的治疗机制,有待今后在临床实践中详细观察研究。

泻心汤出自《金匮要略》,由大黄、黄连、黄芩三物组成。大黄清泻胃肠之热;黄连直清泻心君之火,兼泻中焦之热;黄芩清上焦之火,主攻肺热。三物合之,清热泻火以解毒,因热极而化毒者,清热即能解毒,对心烦口干,尿黄便难,舌红,苔黄,脉数者,尤为适宜,本案以上脉症悉具,故用之泻火以解热毒。

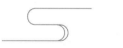

87. 荨麻疹

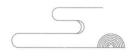

冯某,女,35岁,郑州市郊农民,2015年4月26日初诊。

主诉:产后3个月荨麻疹频繁发作。

病史:有荨麻疹病史十几年,生小孩后发作频繁,晚上脱衣服、早晨穿衣服、劳累或受风、冷、热都会引发风团疙瘩,奇痒难忍。全身皆可发生,但以面部、颈部、前胸、后背为著。近1个多月来,荨麻疹严重时,还并发周身浮肿,时肿时消发无定时。因久治不愈,自觉神疲乏力,心悸气短,纳差乏味。经多家医院检查,除血液嗜酸性粒细胞升高外,未发现其他异常。所以对荨麻疹的诊断是一致的,而对浮肿尚无定论。以前用抗过敏药还有点效,近 2~3 个月来用西药已经无明显效果。以前找我治过病,故特来求诊。余观其面色无华,舌质淡,苔薄白,脉极度细弱。

辨证:从病史来看,已患本病十几年,对该病的诊断,中西医都不难,因本病有典型的临床症状,西药现已无明显效果。中医辨证,认为久病多虚,加之产后气血双亏,劳累复发加重,面色无华,神疲乏力,心悸气短,纳差乏味,怕风冷等,皆阴阳两虚之候。脉极度细弱更兼气血两虚之症。此浮肿为荨麻疹的并发症,时肿时消,发无定时,此为营卫不和,阴阳失调之证。按《金匮要略》虚劳病分析,本案当属气血两虚,营卫不和。

治则:补气养血,调和营卫。

方药:八珍汤合桂枝汤加减。

处方:党参 5g,黄芪 30g,白术 15g,茯苓 15g,当归 12g,川芎 10g,炒白芍 15g,熟地 15g;桂枝 10g,防风 10g,炙甘草 5g,生姜 3 片,大枣 4 枚为引。7 剂。

煎服方法:水煎服,日 1 剂,早、晚饭后 1 小时左右各服 1 次,每次 250~300ml。

2015 年 5 月 4 日二诊:服上方 7 剂后,荨麻疹发作次数减少,浮肿也有所减轻,仍神疲乏力,心悸气短,纳差,面色、舌苔及脉象无显著变化。

处方:党参 15g,黄芪 30g,茯苓 15g,炒白术 15g,当归 12g,炒白芍 15g,熟地 15g,桂枝 10g,白蒺藜 15g,焦三仙各 10g,炙甘草 8g。生姜 3 片,大枣 4 枚为引。7 剂。煎服方法同前。

2015 年 5 月 11 日三诊:荨麻疹和浮肿本周没有发作,食欲较前有进步,心悸气短有所好转,精神气力较前为好。处方:遵前则,守前方,再进 7 剂。

服药 20 余剂,诸症尽除,建议常服补中益气丸和保和丸,以防复发。

[按 语]

本病的病因病机,主要是先天不足(包括后天因素),后天失调,脾胃虚弱,气血乏源,致使正气不足,易感外邪,正虚之处,邪必凑之。如在机体正气虚弱的情况下,过度劳累、风寒侵袭、物理化学刺激、蚊虫叮咬等,皆可引发本病。

本案思考：罹患该病已 10 余年，即已成过敏性体质，现在正气已虚，抵抗力差，免疫能力低下，加之产后气血双亏，所以不但荨麻疹较前频发，还有周身浮肿，时肿时消，反复发生的并发症。但应注意本案的浮肿，并非典型的水肿病，而是时肿时消荨麻疹的并发症。

　　关于本案的治疗：桂枝汤，本方为仲景群方之冠，药仅五味，刚柔相济，阴阳并施，入阴交阳，功擅调和，补阴配阳，所以王晋三将其誉为"和方之祖"。《医宗金鉴》说："若知桂枝汤治虚劳之义，则得仲景心法矣。"徐忠可认为"桂枝于阴阳内外无所不通"。本案取桂枝汤配以白蒺藜、川芎、防风等祛风活血药，则解表祛除风寒邪气；而八珍汤则建中补虚调阴阳。八珍汤是四君子汤和四物汤的复方。以上两方合之，气血双补，营卫调和，恰投本案气血两虚、营卫不和之病因病机，可谓证宜此方，方宜此证，疗效满意。关于本案的浮肿，荨麻疹的病因病机彻底解决了，并发症浮肿不治自愈。

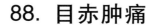 # 88. 目赤肿痛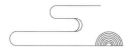

　　杨某，男，45 岁，银行职员，2011 年 6 月 25 日初诊。

　　主诉：二目红肿疼痛 7~8 天。

　　病史：近来工作压力较大，经常熬夜，又喝点酒，随即二目红肿疼痛，到医院眼科诊治，以为是角结膜炎，用了些消炎药，效果不灵。近 1 周来红肿疼痛逐渐加重，流泪不止，口眼干燥，头部亦痛。望其面色潮红，上下眼睑红肿，白睛、黑睛皆红肿，二目脉络亦红肿，眼睛胀痛，舌质较红，苔中后薄黄缺津，脉浮弦细数。

　　辨证：按中医眼科而论，上下眼睑为肉轮，脾胃所主，故上下眼睑红肿为脾胃热盛；白睛为气轮，为肺所主，故白睛红肿属肺火；黑睛为风轮，为肝所主，故黑睛肿痛为肝热之象；瞳孔为水轮，肾主之，瞳孔肿痛当属肾阴不足，相火上承；脉络心主之，故二目脉络亦红肿是心经之热的反映。舌质较红，苔中后薄黄缺津液，脉浮弦细数，均为阴虚内热之象。从上述分析不难看出，本案心、肝、脾、肺、肾五脏皆热。《灵枢·大惑论》云："五脏六腑之精气，皆上注于目而为之精。"言五脏六腑之精气，皆上注于目，是眼睛视物精明的生理现象；而本案是五脏皆热,可谓五脏之热皆上注于目而为病的病理现象。热泪不止,是内热炽盛,迫使津液外出所致;口咽干燥,乃阴虚内热之象;头痛是热扰神明之故。可见本案为阴虚内热,以热邪为主,上注于目的目赤肿痛。

治则:养阴清热,以清脾、胃、肝、肺之热为要。

方药:白眼珠一扫光[1]加减。

处方:生石膏60g(先煎),生地15g,重楼10g,金银花15g(后下),条黄芩10g,生栀子10g,酒大黄8g,桑白皮15g,玄参12g,桔梗15g,知母15g,黄柏8g,生甘草10g。黄梨或白梨半个为引。3剂。

煎服方法:水煎服,日1剂,早饭前和晚饭后0.5~1小时各服1次,每次250~300ml。

2011年6月28日二诊:3剂药后,二目红肿疼痛明显减轻,热泪不止也有好转,咽喉干燥、头痛基本消失,脉舌亦有好转,效不更方,继服3剂。

2011年7月1日三诊:煎服方法同前。又服3剂药尽,诸症消失,唯觉有时口舌稍干,遂疏以四二玄参桔梗汤3剂以善其后。

[**按　语**]

综观本案,主要病因病机是五脏皆热,火性上炎而注于目,然从中医论眼观之,上下眼睑为肉轮,属脾胃,白睛为气轮,属肺,黑睛为风轮,属肝,上下眼睑、白睛、黑睛占据了眼睛的绝大部分,所以虽为五脏皆热,但应以脾胃、肝、肺之热为重点,不可不知。

本案用药分析:①大黄、黄芩、知母、生石膏本组药物,前两味性味苦寒,皆入脾胃经,后两味苦甘寒或甘苦大寒,均入胃经。四物合之,能清脾胃之热,泄脾胃之火,为本方的主药,且生石膏用至60g,足见该药在本方中的重要性。而知母与生石膏组合,又具有祛阳明之火、清阳明气分之热的功效。②生地、大黄、重楼的配伍应用,三物均入肝经,性味甘苦寒,清热凉血解毒,养阴消肿止痛,相须为用,以泻肝火。③黄芩、生石膏、知母、金银花、桑白皮、桔梗,此六味性味或甘寒,或辛苦寒。桑白皮、桔梗专归肺经,其余四味皆首归肺经,六物相

---

[1] 河南中医药大学张望芝老师经验方白眼珠一扫光方:生石膏、西滑石、荆芥、防风、粉丹皮、条黄芩、生栀子、金银花、大黄、桑白皮。

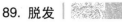

须为用,清泄肺火,宣散风热,润肺消肿。以上三组药物组合,在治五脏热的同时,又以治脾、胃、肝、肺之热为重点。④生地、栀子二物首归心经,性味甘苦寒或苦寒,清心养阴,泻火解表。⑤生地、知母、黄柏三物均能入胃,性味苦寒或甘苦寒,三味相伍,滋养肾阴,泻火解毒。此两组药物的组合与前三组药物合用,清泻五脏之热,以清脾、胃、肝、肺之热为要。

89. 脱发

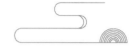

杜某,女,40 岁,2008 年 4 月 20 日初诊。

主诉: 头发全部脱光已半年余。

病史: 患者是下岗工人,经济比较困难,饮食单调,营养不够全面,又因与丈夫关系紧张,经常生气,致使在数日内头发全部脱光,并伴见头晕,纳呆,腰膝酸软。中医查体所见:形体消瘦,面色萎黄,舌体胖大,舌质紫黯,脉细稍数。

辨证: 从病史来看,本案的病因不外虚实两个方面。虚者正气虚,主指素体脾胃虚弱,加之经济比较困难,营养不够全面,气血化源不足,又因夫妻关系不佳,情志不遂,肝气郁结,肝郁化火,耗伤精血,因而更加重了正气虚弱,气血精液更不足;实为邪气实,主指肝郁气滞,气滞血瘀与热邪夹杂,而致血虚热郁,毛发失养,故而脱落。犹如花木之根系无水,加之烈日当空,花叶自萎落矣。至于形体消瘦,面色萎黄,头晕,失眠,纳呆,舌体胖大,腰膝酸软,皆为中气不足,精血亏虚所致;舌质紫黯,脉细稍数,是瘀热之象。故本案总的病因病机当属气血不足,血虚热瘀。

治则: 补气养血,清热化瘀。

方药: 八珍汤加减。

处方: 西洋参 10g,生白术 15g,生地 12g,赤白芍各 15g,当归 15g,蒸何首乌 15g,墨旱莲 15g,生山楂 15g,炙甘草 6g,砂仁 8g(后下)。30 剂。

煎服方法: 水煎服,日 1 剂,早晚饭后 1 小时左右各服 1 次,每次 250 ~ 300ml。

嘱其洗头后用鲜生姜片擦脱发处。

2008 年 5 月 25 日二诊:30 剂药尽,精神较好,饮食增加,头晕、失眠也有好转,舌脉大致如前。有小部分脱发处已生出又黄又细的绒毛。

处方:西洋参10g,生地12g,赤白芍各15g,当归15g,黑桑椹15g,蒸何首乌15g,墨旱莲15g,柴胡10g,生山楂15g,炙甘草6g。30剂。煎服方法和外用法同前。

2008年7月20日三诊:除头发没全长出来之外,其他诸症均已平复。以前长出来的黄细绒毛已开始变粗变黑,凡脱发处,全部长出了细黄头发,大便较干,脉舌均已明显好转。

处方:西洋参10g,黑芝麻30g,生地15g,赤白芍各15g,油当归15g,黑桑椹15g,蒸何首乌15g,墨旱莲15g,女贞子15g,炙甘草6g。30剂。煎服方法和外用法同前。

2008年8月16日四诊:诊见患者满头黑发,笑容可掬,精神极佳,连连道谢!称中医药真能神奇生发。

[按 语]

现在多认为脱发主要有两种类型:一是脂溢性脱发,头皮、头发分泌油脂过多,引发细菌感染性皮炎,有瘙痒、微痛等,炎症过后一般留有瘢痕;二是斑秃,是一种自身免疫性疾病,数日内头发可全部脱光,但无其他明显症状,中医又称为"油风"或"鬼舔头"。本案即属后者。另外,还有一种情况,是斑秃和脂溢性脱发同在,但临床上此种脱发极为少见。

通过辨证分析,认定本案脱发的主要病因病机是气血不足,血虚热瘀。中医认为"发为血之余"。《素问·六节藏象论》云"肾者,主蛰,封藏之本,精之处也,其华在发",《素问·五脏生成篇》也云"肾之合骨也,其荣发也"。心、肝、肾精血亏虚是脱发之本;而或热或风或瘀乃病之标也。故其治疗,当以补气养血、清热化瘀为法。以八珍汤补气养血以治本,加山楂、砂仁以建中,增加血源;加柴胡,合归、芍取逍遥散之意,以疏肝;加桑椹、墨旱莲、蒸何首乌、女贞子益肝肾,气阴双补而清热,亦治本也;用生地、赤芍、油当归、黑芝麻,养阴清热,化瘀润便以治标。

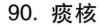90. 痰核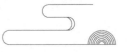

席某,女,36岁,2013年3月2日初诊。

主诉:颈部疼痛有肿块月余。

病史:患者自述,春节期间生点气,节后渐觉颈部不适,后按之发现颈部右侧有包块,扪之疼痛,并伴见口干口苦,烦躁易怒,失眠汗出,月经量少等症。经多家医院检查,超声示:双侧颈部淋巴结肿大,峡部厚2.0mm,右侧颈部异常包块,囊实性回声混合成团27.1mm×16.4mm,内见分隔光带86mm×21mm×35mm,呈蜂窝状。中医查体所见:患者形体消瘦,面颊潮红,在颈部右侧甲状腺外,扪及长枣样肿块,中等硬度,表面光滑,按之疼痛,推之可移,其他症状已如前述。舌质较红,舌苔薄黄,脉弦虚数。

辨证:本案患者有明显的生气过程,中医认为怒气伤肝,肝郁气滞。肝郁化火,气滞水停,火灼津液,炼津为痰,有形之痰与无形之火气结聚于颈部,皮里膜外,而成痰核。故见长枣样中等硬度,表面光滑,按之疼痛,推之可移的肿块。形体消瘦,面颊潮红,烦躁易怒,失眠汗出,月经量少,皆为肝郁化火、阴虚内热之象。舌质较红,舌苔薄黄,脉弦虚数,为阴虚内热、痰火气搏结的佐证。故本案的病因病机为肝郁气滞,痰、火、气搏结。

治则:疏肝理气,清热化痰,软坚散结。

方剂:加味逍遥散加减。

处方:当归15g,赤芍15g,柴胡10g,丹皮10g,栀子10g,玄参12g,桔梗15g,浙贝母10g,白芥子12g,生牡蛎15g,生甘草10g。生姜3片,薄荷6g(后下)为引。7剂。

煎服方法:水煎服,日1剂,早晚饭后1小时左右各服1次,每次250~300ml。

2013年3月9日二诊:服上方7剂后,肿块较前变软,但大小似无明显变化,舌脉亦变化不大。

处方:当归15g,赤芍15g,柴胡10g,丹皮10g,玄参10g,粉葛根20g,醋郁金15g,浙贝母10g,白芥子10g,海藻15g(外包),生牡蛎20g。7剂。药引及煎服方法同前。

2013年3月16日三诊:又服7剂后,肿块和压痛已不明显;烦躁易怒、失眠汗出也已解除;唯面颊依然潮红,口干口苦时有发生;舌苔已近常人,脉较弦弱。

处方:当归15g,白芍20g,柴胡10g,丹皮10g,玄参10g,粉葛根20g,浙贝母10g,生牡蛎20g,生地15g,知母15g,龙胆草6g。7剂。药引及煎服方法同前。

2013年3月24日四诊:颈部肿块完全消失,疼痛解除,又开7剂巩固治之。

[按 语]

加味逍遥散,亦名丹栀逍遥散或八味逍遥散。本案以加味逍遥散减茯苓、白术;加玄参、桔梗、生牡蛎以增强软坚散结之力,加浙贝母、白芥子、玄参加强清热化痰之功,故首方能养血理气,疏肝清热,化痰软坚。复诊中增加葛根、郁金,葛根既能解表散邪,生发气机,又能疏通经络,解肌止痛;郁金乃血中之气药,更善协柴胡疏肝理气解郁。加海藻再增软坚散结之效。三诊时加生地、知母、龙胆草,以应病后阴虚、心肝生热之机。

91. 老年瘙痒症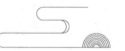

吕某,女,72岁,2012年2月9日初诊。

主诉:周身瘙痒已3年余。

病史:3年来,皮肤瘙痒时轻时重,以冬春两季病情加重,入夜尤甚。全身皮肤瘙痒难忍,尤以眼睑和会阴部更加严重,局部皮肤多次抓搔出血而奇痒不解。注射葡萄糖酸钙,内服抗过敏药,外用激素药膏,最初用之,可暂时缓解症状,后来反复用之,则毫无效果,故来求助中医治之。中医查体所见,全身皮肤粗糙干枯,如鳞甲状,两下肢糠状脱屑显著,两肘后局部皮肤色黑、增粗、增厚。全身皮肤抓破多处,心情焦躁,严重影响睡眠。舌质较红,无苔,脉虚细而数。

辨证:从患者年龄来看,已属古稀之人,《灵枢·天年》说:"七十岁,脾气虚,皮肤枯。"说明人过七十,脾气已虚,气血来源不足,血不生精,精血双亏。阴血不足,阴虚内热,一方面热极生风,风胜则动,风胜则痒。风彻上下,故全身瘙痒、抓挠出血而奇痒不解;另一方面,阴虚内热,燥胜则干,故见全身皮肤粗糙干枯,如鳞甲状,脱屑纷纷,甚至局部皮肤变黑、增粗、增厚。风燥既成,二者均为阳邪,反过来更加伤阴耗血,久之形成恶性循环,肌肤失于濡养,所以全身皮肤奇痒、搔之不解。冬天加重,与环境温度低,周身血管收缩,皮肤失养更重有关;春季也加重,与春天木旺,易生风火有染;至于入夜尤甚,是因为夜间,心动最慢,血压相对较低,血液循环更差所致。舌质较红,无苔,脉虚细数,可

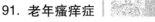

为阴虚内热生风的佐证。正因为全身奇痒,搔之不解,所以患者心情焦躁,影响睡眠。故本案的主要病因病机,可谓阴血亏虚,肌肤失养。

治则:滋阴养血,息风止痒。

方剂:三白四物汤[1] 加味。

处方:当归 15g,川芎 10g,赤芍 15g,白芍 30g,细生地 15g,大熟地 20g,白僵蚕 10g,白鲜皮 12g,白蒺藜 15g。生姜 3 片,大枣 4 枚为引。7 剂。

煎服方法:水煎服,日 1 剂,早饭前、晚饭后 1 小时左右各服 1 次,每次 250~300ml。嘱其勿食腥辣之物。

2012 年 2 月 17 日二诊:服上方 7 剂尽,自觉痒感减轻,皮肤脱屑有所好转,但仍烦躁、失眠比较明显。处方:当归 15g,川芎 10g,赤芍 15g,白芍 30g,细生地 15g,大熟地 30g,白僵蚕 10g,白鲜皮 15g,白蒺藜 15g,蝉蜕 10g,薄荷 8g(后下),首乌藤 30g,桑椹 15g。7 剂。药引及煎服方法及医嘱同前。

2012 年 2 月 25 日三诊:自觉痒感明显减轻,皮肤干燥也有所好转,烦躁、失眠大有改善,脉舌已近常人,遵前则,守上方又取 15 剂,巩固治疗。药引及煎服方法和医嘱同前。

2012 年 3 月 12 日四诊:患者自述,病虽大有好转,但 3 年之疾,岂能一蹴而就,要求再开 1 个月的药,巩固疗效,以防反复。只是近来食欲少差,处方可否稍加修改?处方:以上方去僵蚕、蝉蜕、薄荷;加砂仁 8g(后下)、陈皮 10g、炒鸡内金 15g。30 剂。药引及煎服方法和医嘱同前。

半年后专程来述,病愈后至今未复发。

[按　语]

老年瘙痒证,是老年人的常见病之一,本案是较典型的阴血亏虚、风燥瘙痒证。刘老每遇此症,多以自拟"三白四物汤"加味治之,每获良效。现将"三白四物汤"的功效做一简要分析:①"三白"即白僵蚕、白鲜皮、白蒺藜。白僵蚕,辛咸性平;白鲜皮,味苦性寒;白蒺藜,辛苦微温。三物合之,一寒一温一平,性近和平,但三者均有祛风止痒之功,以助"四物汤"息风止痒。②"四物

---

[1] 刘茂林经验方三白四物汤方药组成:当归 15g,川芎 10g,赤芍 15g,白芍 30g,细生地 15g,大熟地 20g,白僵蚕 10g,白鲜皮 12g,白蒺藜 15g。

汤"功在补血调经,中医工作者无所不知。但是四物汤中,刘老是赤、白芍并用、生、熟地兼施,这是本案的创新之处。在临床上,刘老认为赤、白芍性味相近,但赤芍以清热凉血为主,白芍以补血养阴为要,二物合之,清补结合,相辅相成,补而不滞,使四物汤在补血之中增加了几分活力。而生地、熟地兼施,刘老认为生地性味甘寒,善于养阴补血,清热止血,熟地性味甘温,善于补血生津,滋补肝肾,二物合之,相须为用,相得益彰,养阴补血之力更强。如此四物变成了六物,其养阴补血之力更彰。对血虚生风者,补血即可息风,可谓治风先补血,血足风自灭;对阴虚风动者,养阴即可息风,可谓风来遇雨,其风自止。

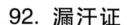
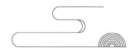

92. 漏汗证

崔某,女,24岁,2008年7月20日初诊。

主诉:自汗不止已近半月。

病史:半月前在学校患感冒,校医给注射复方氨基比林后,又开了些治感冒的发汗药。因正在进行暑假前的考试,所以回宿舍后自己恨病吃药,可能用药过量,遂即大汗不止,校医院的大夫虽然也给了一些药物调理,但经常汗出不止,恶风怕冷,反复感冒,周身酸困一直未除,想趁放假之机,急来中医学院求治。中医查体所见,面色㿠白,形体消瘦,全身汗出不止,在诊室内亦戴口罩,衣着甚厚,恶风怕冷,并伴见四肢酸困乏力,腹胀便溏,纳呆干哕等症。脉象沉细乏力,舌体胖,舌质淡,舌薄白。

辨证:感冒注射复方氨基比林后,又吃药发汗太多,过汗伤阳,腠理不固,不耐风寒侵袭,则恶风怕冷;大汗亡阳,阳气受损,卫外失固,则汗出不止;漏汗不止的结果,阳损及阴,而致阴阳两虚之证,阳虚失煦,阴虚失濡,四肢百骸筋脉失养,故见面色㿠白,形体消瘦,四肢酸困乏力;腹胀便溏,纳呆干哕,参考脉沉细乏力,舌体胖,舌质淡,苔薄白,应为脾阳不足,脾气亏虚所致。故本案漏汗的主要病因病机当属卫阳不固,津不内守。

治则:复振卫阳,固表止汗,健脾和胃,调和营卫。

方剂:桂枝加附子汤加味。

处方:炮附子8g,桂枝10g,炒白芍15g,党参30g,炒白术20g,黄芪30g,防风10g,姜半夏8g,净萸肉12g,炙甘草8g。生姜3片,大枣4枚为引。3剂。

煎服方法:水煎服,日1剂,早、晚饭后1小时左右各服1次,每次250~300ml。

2008年7月23日二诊:服上方3剂药尽,汗出已止,腹中有明显的温热感,怕风冷情况也有显著好转,肢体酸困亦有所减轻;仍觉纳呆,腹满,脉舌依旧。

处方:党参30g,黄芪30g,炒白术20g,炮附子8g,桂枝12g,净萸肉12g,砂仁8g(后下),陈皮10g,炒莱菔子10g,焦三仙各10g,炙甘草6g。7剂。药饮及煎服方法同前。

2008年8月26日来述,服完7剂药,诸症悉除,腹胀消失,能吃、能睡,自觉身体比以前强壮多了,这1个多月来体重也增加了1kg。开学之前,特来致谢。

[按　语]

《伤寒论》第20条原文云:"太阳病发汗,遂漏不止,其人恶风,小便难,四肢微急,难以屈伸者,桂枝加附子汤主之。"本案外感发汗太多,遂汗出不止,恶风怕冷,四肢酸困,与该条之训,极为相似,所以本案的治疗以桂枝加附子汤为主方,用桂枝汤调和营卫,加附子温经复阳,固表止汗。根据该案的具体情况,有腹胀、纳呆、便溏、干哕等脾胃气虚之症,故加参、术,取四君子之意,益气健脾;因卫虚失固比较严重,故增黄芪、防风,取玉屏风散意,以益附子固表止汗之力。

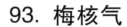 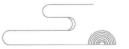

93. 梅核气

冀某,女,46岁,2004年4月20日初诊。

主诉:咽中有异物感,近1周来明显加重。

病史:咽喉部经常有异物感,时轻时重,已年余,经几家医院诊断为咽炎,几经用药效果不明显,近1周来症状加重,咽中似有痰,又似有物,吐之不尽,吞之不下,并伴见腹胀便溏,心情郁闷。中医查体所见,舌体胖大,边有齿痕,舌质黯淡,舌苔薄白,脉象虚弦。

辨证:关于本病临床症状,历代名著都有形象的描述,如《金匮要略》说:"妇人咽中如有炙脔,半夏厚朴汤主之。"《医宗金鉴》更明确指出:"咽中如有炙脔,谓咽中有痰涎,如同炙肉,咯之不出,咽之不下者,即今之梅核气病也……此证男子亦有,不独妇人也。"本案梅核气的典型症状已悉具;而从伴发症状来说,腹胀便溏,舌体胖大,边有齿痕,舌质黯淡,舌苔薄白,脉象虚弦,提示有脾胃气虚,脾虚乃生痰湿的病理基础。所以本案的主要病因病机,当是脾虚生痰、痰气搏结于咽喉所致之梅核气。

治则:益气健脾,理气化痰。

方剂:炙裔散[1]。

处方:党参30g,炒白术30g,茯苓30g,炒苏子15g,炒莱菔子12g,炒白芥子10g,姜半夏8g,姜厚朴10g,柴胡10g,川贝母8g,炒山药30g,炙甘草8g。生姜3片,大枣4枚为引,7剂。

煎服方法:水煎服,日1剂,早晚饭后1小时左右各服1次,每次250～300ml。

2004年4月27日二诊:服上方7剂后,自觉咽中异物感有所减轻,腹胀便溏也有好转,但仍觉咽中不适,欲咳,欲吐,又欲呕,脉舌大体依旧。

处方:党参30g,炒白术30g,茯苓30g,炒苏子12g,炒莱菔子10g,姜半夏8g,姜厚朴10g,柴胡10g,砂仁8g(后下),陈皮10g,桔梗15g,川贝母8g,炒杏仁15g,炙甘草8g。7剂。药引及煎服方法同前。

2004年5月5日三诊:自觉服上方后,症状全面好转,咽中较前清爽,食欲增加,心情畅快,痊愈在望。处方:效不更方,上方又开7剂,巩固治之。

2004年5月13日四诊:服上方后,患者以为病已痊愈,问是否可以停药,嘱其汤药可停,当需继服丸药巩固之。处方:人参健脾丸,每次1丸,每日2次,继服15日。

[按 语]

"炙裔散"为刘老所创新方之一,本方是在半夏厚朴汤的基础上,结合四君子汤,重点解决了脾虚生痰的病理基础。中医认为,脾既是气血生化之源,又是生痰之源,即脾虚水谷精微未能变成对人体有用的气血,而变为对人体有害的病理产物痰饮,此种病理现象,刘老将其称为"水谷精微害化现象"。半夏厚朴汤虽能辛以行气散结,苦以降气化痰,但针对本案的病因病机而言,既缺益气健脾之力,又少理气化痰之功。故与四君子汤和三子养亲汤合之,则益气健

---

[1] 刘茂林经验方炙裔散方药组成:党参30g,炒白术30g,茯苓30g,紫苏子10g,白芥子10g,莱菔子10g,半夏12g,厚朴15g,生姜15g,苏叶10g,炙甘草10g。

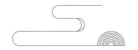

脾、理气化痰之功悉具,本方的创新之处正在于此。

94. 紫斑

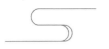

褚某,男,26 岁,2004 年 4 月 9 日初诊。

主诉:发现皮肤有出血斑点 2 天。

病史:因为定了"五一"要结婚,所以开春后即忙着装修房子,有时候一连几个晚上都不睡觉,比较劳累,特别是进入 4 月份之后,新家具陆续搬进新房子,屋里的气味较大。2 天前突然全身瘙痒,继而发现全身皮肤有散在出血斑点和斑块,以上下肢内侧和臀部为主连成片状,奇痒难忍,同时四肢有郁胀感,并伴见心烦,口渴,急躁,小便黄少,大便不畅等。中医查体所见,面色潮红,舌质较红,苔薄微黄,脉弦细数。

辨证:从病史来看,由于"五一"要结婚,几个月来忙着装修新房,比较疲劳,因此劳累过度,气血耗伤,造成了身体虚弱的内因;从四诊所见来看,心烦,口渴,急躁,小便黄少,大便不畅,面色潮红,舌质较红,苔薄微黄,脉弦细数,一派阴虚内热之象。故本案紫斑的主要病因病机当属阴虚内热,血热妄行。

治则:养阴清热,凉血止血。

方剂:三黑四炭丹赤汤[1] 加减。

处方:黑地骨皮 20g,墨旱莲 15g,黑栀子 10g,藕节炭 30g,生地炭 20g,地榆炭 15g,大黄炭 10g,阿胶珠 10g,三七粉 5g(冲)。鲜藕汁 30g 为引,3 剂。

煎服方法:水煎服,日 1 剂,早晚饭后 1 小时左右各服 1 次,每次 250~300ml。

2004 年 4 月 13 日二诊:服上方 3 剂后,心烦、口渴减轻,大便已通畅,四肢郁胀稍有缓解;但仍有新的紫斑出现,且瘙痒情况无明显改变,脉舌如故。根据既往的临床经验,此种紫斑中西药结合治疗,收治较捷。

处方:黑地骨皮 20g,墨旱莲 15g,黑栀子 10g,藕节炭 30g,生地炭 20g,大黄

---

[1] 刘茂林经验方三黑四炭丹赤汤方药组成:黑地骨皮 20g,墨旱莲 15g,黑栀子 10g,藕节炭 30g,生地炭 25g,地榆炭 15g,大黄炭 10g,酒丹皮 10g,酒赤芍 10g,生甘草 10g。鲜藕汁 30g 为引。

炭 10g,玄参 15g,百合 30g,阿胶珠 10g,三七粉 5g(冲)。鲜藕汁 30g 为引。3
剂。煎服方法同前。配合西药氨甲苯酸(止血芳酸)。

2004 年 4 月 16 日三诊:止血芳酸注射 2 次,中药服完 3 剂,全身紫斑退
净,奇痒消失,诸症悉除,病告痊愈。

中药守前方再开 3 剂巩固治疗,以防复发。停用西药。

[按　语]

本案属过敏性紫癜,主要病因病机是阴虚内热,血热妄行。前贤对本病的发
病机制认识大致相同,如唐容川在《血证论》中说"血证气盛火旺者,十居八九"。
该案的治法是中西医合诊合治,临床实践证明确属阴虚内热、血热妄行的紫斑
(大部分过敏性紫癜),中西医合诊合治,可优势互补,各展其长,见效快捷。

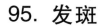95. 发斑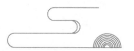

魏某,女,46 岁,2002 年 8 月 9 日初诊。

主诉:全身散在皮下出血斑反复发作 2~3 个月。

病史:3 个月前全身散在皮下出血斑反复发作,两大腿部发斑较多,不痛不
痒,出出停停。同时近 3 个月来,月经量明显增多,并伴见头晕心悸,四肢厥
冷,纳呆,腹胀,便溏。中医查体所见,面色无华,神疲乏力,舌体胖大,苔薄白
润,脉虚细弱。毛细血管脆性试验阳性,血小板计数 $36.0×10^9$/L。

辨证:从血象化验结果来看,当属血小板减少性紫癜。从中医四诊所见分
析,面色无华,神疲乏力,为气血不足而偏于气虚;纳呆,腹胀,便溏,舌体胖大,
苔薄白润,脉虚细弱,是为脾气亏虚脉症,故本案发斑的主要病因病机当属脾
气亏虚,气不摄血。

治则:益气健脾,坚阴止血。

方剂:四黄汤[1] 加减。

---

[1] 刘茂林经验方四黄汤方药组成:党参 30g,炒白术 20g,茯苓 15g,灶心黄土 30g,
仙鹤草 30g,生地炭 15g,阿胶 10g,黄芩炭 10g,炙甘草 10g。大枣 4 枚为引。

处方:党参 30g,炒白术 20g,茯苓 15g,灶心黄土 30g(另包),仙鹤草 30g,生地炭 15g,阿胶珠 10g,黄芪 30g,芥穗炭 10g,黄芩炭 10g,炙甘草 10g。大枣 4 枚为引。4 剂。

煎服方法:先煎灶心黄土,过滤取汁,用灶心黄土汁与他药共煎;水煎服,日 1 剂,早、晚饭后 1 小时左右各服 1 次,每次 250~300ml。

2002 年 8 月 13 日二诊:服上方 4 剂后,未见新斑发生,腹胀、便溏也有好转,但仍纳呆,神疲乏力,脉舌亦无显著变化。

处方:党参 30g,黄芪 30g,炒白术 20g,茯苓 15g,赤石脂 15g,仙鹤草 30g,阿胶珠 10g,山楂炭 12g,炒鸡内金 15g,龙眼肉 15g,炙甘草 10g。生姜 3 片,大枣 4 枚为引。7 剂。

煎服方法:以赤石脂代灶心黄土,与他药同煎即可,其他煎服方法同前。

2002 年 8 月 21 日三诊:服上方 7 剂后,病情平稳,食欲增加,精神较好,四肢已不再怕冷,亦未见新斑发生,脉舌较前正常。效不更方,前方又取 7 剂,巩固疗效,防止复发。

[按 语]

紫斑和发斑均属中医广义出血证的范畴。中医是在辨证论治的思想指导下,分型治之。本书所取紫斑一案,是阴虚内热,血热妄行,故其治则为养阴清热,凉血止血,方以三黑四炭丹赤汤加减;而发斑一案是脾气亏虚、气不摄血所致,所以其治则是益气健脾,坚阴止血,方以四黄汤加减。两案病因病机虽有不同,但皮下出血的症状则一,因而在不同治则的前提下,都用了生地炭、阿胶珠等止血之物,且都取得较好的效果,此即中医辨证论治的精华之处。

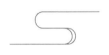 # 96. 百合病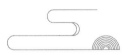

丘某,女,27 岁,1980 年 6 月 2 日初诊。

主诉:其父代述,女儿饮食甚少,终日默默无言,卧起不安,已半月余。

病史:因患者的父亲与我是同乡,故为了女儿的病,约余到他家细谈。谈到病史时说,女婿在"渤海二号"事件中遇难身亡。女儿随即奔赴现场,突然见到丈夫面目全非,惊恐万状,悲痛欲绝,当时数次晕倒在地。之后,昼则食少,夜不能寐,整日默默无语,经常欲卧又起,欲行又止。谈到一些症状时,家人感到比较怪异,如近来时而思水,复不能饮;形寒似冷,却不欲衣;意欲饮食,又食不下。请西医打针吃药,进药后稍安,药力一过,病情有增无减,全家人都非常着急,特请老乡来仔细看看。中医查体所见:表情淡漠,精神恍惚,沉默寡言,面色㿠白,两颧潮红,唇舌有几处生疮,问其所苦,自述头晕,目眩,心悸,耳鸣,口苦,咽干,尿少黄赤,时时自汗,诊其舌脉,舌红缺津,脉弦细稍数。

辨证:从病史分析,有严重的精神创伤,即悲痛欲绝、极度惊恐的境遇,致使昼不思饮食,夜不能寐。久而久之,精血暗耗;加之不思饮食,气血乏源,更加重了阴血不足。阴血不足,阴虚则内热,郁结化火,伤及心肺阴液;心主血脉,肺朝百脉,则心肺阴虚内热;心又主神明,脑为元神之府,故心脑缺血、缺氧,则见来去恍惚的一些症状,如时而思水,复不能饮,形寒似冷,却不欲衣;意欲饮食,又食不下;欲卧又起,欲行又止;常默默无语等一系列语言、行动、饮食、感觉的不协调症状。当然由于阴虚内热,临床上还有一些比较固定的客观症状,如两颧潮红、口舌生疮、头晕目眩、心悸、耳鸣、口苦、咽干、尿少黄赤、时时自汗、舌红缺津、脉弦细数等症。综观本案脉症病史,与《金匮》之百合病颇相吻合。在"百合病篇"中说:"百合病者,百脉一宗,悉致其病也。意欲食复不能食,常默默,欲卧不能卧,欲行不能行,饮食或有美时,或有不用闻食臭时,如寒无寒,如热无热,口苦,小便赤……如有神灵者,身形如和,其脉微数。"按《金匮》所云,百合病的主要病因病机为心肺阴虚内热,心主血脉,肺朝百脉,故百合病即百脉俱病之意。对比《医宗金鉴》指出:"伤寒大病之后,余热未尽,百脉未和,或平素多思不断,情志不遂,或偶触惊疑,卒临景遇,因而形神俱病,故有如是之现证也。"该案偶触惊疑,卒临景遇之因非常突出。故本病当属心肺阴虚内热而致肝肾阴虚之百合病也。

治则:清养心肺,滋补肝肾。

方剂:百合知母汤合一贯煎加减。

处方:北沙参30g,生百合30g,生地15g,麦冬15g,枸杞子12g,知母12g,川楝子10g,白茅根30g。3剂。

煎服方法:水煎服,日1剂,早、晚饭后1小时左右各服1次,每次250~300ml。

1980年6月6日二诊:服上方3剂后,神情安定,语言和行动比较正常,其余脉症无明显变化。处方:效不更方,遵上方再服用6剂。

1980年6月12日三诊:精神、言语、行动和饮食情况均已好转,唇舌疮疡已愈,舌上生津,脉亦较前缓和。唯余头晕,少眠,自汗;又增善太息,喜悲伤欲哭之病。

处方:北沙参 30g,生百合 30g,生地 15g,麦冬 15g,知母 15g,枸杞子 12g,川楝子 10g,浮小麦 30g,净萸肉 12g,桑椹 15g,生杭芍 20g,炙甘草 10g。大枣 10 枚为引。6 剂。煎服方法同前。

1980 年 6 月 18 日四诊:服上方 6 剂之后,自汗已止,头晕减轻,善太息已无,喜悲伤欲哭之症也有好转。唯有睡眠较差,有时易惊恐。脉舌基本正常。处方:上方去川楝子,加生龙牡各 30g。6 剂。药引及煎药方法同前。

1980 年 6 月 25 日五诊:又服上方 6 剂后,除易惊、睡眠较差外,诸症悉愈。嘱其以天王补心丹以善其后,很快恢复工作。

其父去年来见,言女儿之病愈后未再发。

[按　语]

百合病的本病当以百合地黄汤为主方,今何以百合知母汤合一贯煎加减? 因本案自汗症状比较突出,《金匮》云:"百合病,发汗后者,百合知母汤主之。"故尔。

为何用一贯煎加减? 按照中医五行之理,"子盗母气""母令子虚",因心为肝之子,肺为肾之母,故心肺阴虚日久,必然导致肝肾阴虚。本案口苦,咽干,头晕,耳鸣等,肝肾阴虚甚是明显,故合一贯煎加减,滋阴疏肝。

在复诊中,发现了典型的"脏躁"症状,故又参合了甘麦大枣汤,以应病情之变。正如《金匮》妇人杂病篇所说:"妇人脏躁,喜悲伤欲哭……甘麦大枣汤主之。"方用浮小麦除能养心阴外,止汗之功亦不可小觑;加杭芍配川楝子,以增强其柔肝、疏肝之力,促使善太息之症尽快平息。

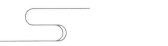
97. 狐惑病
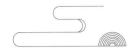

宋某,女,29 岁,2006 年 1 月 9 日初诊。

主诉:口腔溃疡反复发作,声音嘶哑时轻时重已近 2 年。

病史:此次发病,除口腔内多处溃疡和声音嘶哑外,会阴部也有溃疡发生,上下皆病,严重影响生活和工作,抗生素、激素等治疗乏效。患者心情极度烦躁,痛苦不堪,怀疑自己是否得了不治之症,故急来郑求治。中医查体所见:患者表情痛苦,面色潮红,口唇干燥,下唇内及舌边尖多处溃疡,声音嘶哑,会阴部湿痒并伴小块溃疡,舌质较红,苔白微黄而腻,脉细滑数。

辨证:患者口腔溃疡,声音嘶哑,会阴部亦有溃疡,说明狐惑之病已有上下联发之势。《金匮》原文云:"狐惑之为病……蚀于喉为惑,蚀于阴为狐……蚀于上部则声喝,甘草泻心汤主之。"又说:"蚀于下部则咽干,苦参汤洗之。"从四诊合参情况来看,面色潮红,口唇干裂,舌质较红,苔白微黄而腻,脉细滑数,为湿热之象。湿热上壅,则面色潮红,口唇干裂,口腔溃疡,声音嘶哑;湿热下注,则会阴溃疡。苔白微黄而腻,脉细滑数,是湿热在舌脉上的反映。同时中医认为湿热蕴久生虫,虫蚀而致溃疡。故本案的狐惑病的主要病因病机,当属湿热虫毒,腐蚀溃疡。

治则:清热燥湿,解毒杀虫。

方剂:甘草泻心汤加减内服合苦参汤加味外洗。

处方:生甘草 15g,姜黄连 6g,酒黄芩 10g,姜半夏 8g,土茯苓 30g,玄参 12g,桔梗 15g,金银花 15g(后下),红栀子 10g,水牛角丝 20g,盐知母 15g,盐黄柏 8g,薄荷 8g(后下)。生姜 3 片为引。15 剂。

煎服方法:水煎服,日 1 剂,早饭前、晚饭后 1 小时左右各服 1 次,每次 250~300ml。

配合外用方:苦参 60g,蛇床子 30g。15 剂。水煎日熏洗 3 次。

2006 年 1 月 25 日二诊:遵照医嘱,上药用完后,口唇干裂和会阴部溃疡已经消失;口腔溃疡和声音嘶哑也有好转;舌质淡红,舌苔薄白,脉滑稍数。

处方:生甘草 15g,姜黄连 6g,酒黄芩 10g,姜半夏 8g,玄参 12g,桔梗 15g,土茯苓 30g,红栀子 10g,紫草 10g,龙胆草 6g,盐知母 15g,盐黄柏 8g,蝉蜕 10g,薄荷 8g(后下)。生姜 3 片,大枣 4 枚为引。15 剂,巩固治疗。停用外洗药。煎服方法同前。

2006 年 2 月 19 日来电告知,口腔溃疡已愈,随访 6 年,无复发。

[按　语]

本案的治疗,内服张仲景甘草泻心汤为基本方加减。方以生甘草为主药,伍黄芩、黄连、黄柏等苦寒清热解毒;用生姜、半夏、土茯苓等辛燥化湿,可谓寒温并用,辛开苦降。外用苦参加蛇床子熏洗,苦参,苦寒清热,燥湿杀虫;蛇床子,苦温,温肾壮阳,燥湿杀虫,祛风止痒,二物合之,亦为寒温并用,补泻兼施。

内治外治结合，清热燥湿，解毒杀虫，正合本案狐惑的病因病机，故而疗效满意。

刘老在临床处方中，常姜黄连、酒黄芩联用，如此既能增强二物的清热燥湿杀虫之功，又不过寒伤及脾胃之气，充分体现了中药炮制之奥妙。

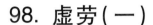 # 98. 虚劳（一）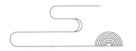

雷某，女，42 岁，医生，1975 年 11 月 6 日初诊。

主诉：心悸气短，动则头晕、汗出，已 3 年。

病史：4 年前生三胎时，有大出血病史，之后身体逐渐虚弱，纳谷日渐减少，强食则腹胀便溏，周身萎黄虚肿，月经闭止，眉毛及阴毛全部脱落。某医院内科诊断为胃下垂；妇科认为子宫萎缩。另一医院诊断为希恩综合征。且血压偏低，90/55mmHg，血糖亦偏低，3.2mmol/L，全血性中度贫血，血红蛋白 78.4g/L，上消化道造影显示：中度胃下垂。刻下主症是心悸，气短，动则头晕汗出，四肢酸困，步履艰难，苦不堪言。已在家休养 3 年，西医无良策，寄希望于中医同行。中医诊查所见：主症已如前述，望其形体，萎黄虚胖，面色㿠白，舌质黯淡，舌苔薄白，脉象虚细而弱。

辨证：中医认为久病多虚，就本案而言，虚的原因首先是 4 年前生产时的大出血（据患者讲，当时输了不少血，才挽救了生命）；继之是脾胃虚弱，中气不足，气血乏源，脏腑、四肢、皮毛失其温养，故见心悸，气短，动则头晕，汗出，四肢酸困，步履艰难，月经闭止，眉毛及阴毛脱落等症；也正是因为气血不足，所以又见血压、血糖偏低，全血性中度贫血等症；至于纳谷减少，腹胀便溏，周身萎黄虚胖，正是脾胃气虚所致。如《素问·至真要大论》说："诸湿肿满，皆属于脾。"脉虚细而弱，舌质黯淡，舌苔薄白，为气血皆虚之象。按《金匮要略·血痹虚劳病脉证并治》辨证当属阴阳气血俱不足之虚劳。

治则：益气建中，调补阴阳。

方剂：黄芪建中汤和归脾汤加减。

处方：红参 10g，黄芪 30g，炮附子 8g，当归 12g，炒白术 20g，茯苓 15g，龙眼肉 15g，炒酸枣仁 20g，桂枝 10g，炒白芍 30g，炙甘草 10g。生姜 4 片，大枣 6 枚，红糖 15g，黄酒 30ml 为引。15 剂。

煎服方法：水煎服,日 1 剂,早饭前、晚饭后 1 小时左右各服 1 次,每次 250～300ml。

1975 年 11 月 18 日二诊：头晕、心悸、气短稍有减轻,余症如故。脉较前稍有力,舌苔无明显变化。

处方：红参 10g,黄芪 30g,炮附子 8g,当归 12g,炒白术 20g,茯苓 15g,龙眼肉 15g,炒酸枣仁 20g,砂仁 8g(后下),炒鸡内金 12g,陈皮 10g,桂枝 10g,炒白芍 30g,炙甘草 8g。生姜 4 片,大枣 6 枚,红糖 15g,黄酒 30ml 为引。30 剂。煎服方法同前。

1975 年 12 月 20 日三诊：心悸、气短、头晕、汗出明显减轻,食欲较前有进步,萎黄虚胖有好转,步履较前稳健,四肢酸困稍缓,余症同前。脉舌较前均有好转。

处方：红参 10g,黄芪 30g,炮附子 6g,当归 12g,炒白术 15g,茯苓 15g,龙眼肉 15g,砂仁 8g(后下),陈皮 10g,熟地 10g,蒸何首乌 15g,桂枝 10g,炒白芍 20g,炙甘草 6g。生姜 4 片,大枣 6 枚,红糖 15g,黄酒 30ml 为引。90 剂。煎服方法同前。

1976 年 4 月 6 日四诊：周身萎黄虚胖消失,饮食正常,心悸、气短已不明显,活动自如,月经已至,但量少,色淡,已长出细而稀疏的眉毛,但阴毛仍未见生长。舌苔比较正常,脉亦较前有力。

处方：红参 10g,黄芪 30g,炮附子 6g,当归 12g,枸杞子 15g,鹿角胶 10g(烊化),龙眼肉 15g,砂仁 8g(后下),陈皮 10g,熟地 15g,蒸何首乌 15g,桂枝 10g,炒白芍 15g,炙甘草 6g。生姜 3 片,大枣 5 枚为引。90 剂。煎服方法同前。

1976 年 7 月 20 日五诊：诸症逐渐得以恢复,患者信心倍增,血压、血糖和血常规检查结果,已达至或接近正常值。并述阴毛也已生长,但细短而稀疏。脉舌已如常人,效不更方,按上方再进 90 剂,以巩固疗效。煎服方法同前。

1976 年 10 月 31 日来诊,因为患者是医生,自述："本人的病的确比较复杂,一个希恩综合征就够难治了,还有胃下垂、闭经、低血压、低血糖、贫血。当时心情十分纠结,甚至一度失去了治疗信心,但经过近一年的中医调治,我恢复了健康,我准备明年元月就上班了,全家人都为我的康复高兴。"

[**按　语**]

本病的诊断：西医认为主要是"希恩综合征"；中医按《金匮要略·血痹虚

劳病脉证并治》辨证，当属阴阳气血俱不足的虚劳；按脏腑辨证主要涉及心、脾、肾虚。

该案的治疗：《素问·阴阳应象大论》说"因其衰而彰之"，言其气血虚衰的病证，要用补益之法，使气血充盛而彰显。《素问·至真要大论》有云"劳者温之……损者温之"，是说虚劳、虚损之病，需用温补法治疗。本案是阴阳气血俱不足。《灵枢·终始》又说"阴阳俱不足，补阳则阴竭，泻阴则阳脱，如是者，可将以甘药"，可见按《内经》之旨，虚劳、虚损之病，均应以甘温补益之法治之。而仲景之黄芪建中汤，甘温益气建中，调补阴阳气血，恰投本案之病因病机。而归脾汤亦属甘温益气建中，以补养心、脾之血为主攻方向。

本案疗程虽长，但始终坚持以甘温益气建中为大法。《金匮要略》说："虚劳里急，诸不足，黄芪建中汤主之。"同时，人参、附子始终伍用，其义深远。附子大辛大热为纯阳之品，温补元阳，以生后天；人参甘温，建中益气，升发气血之源，以养先天。二物相伍，相辅相成，相须为用，相得益彰，以增先后天之源动力，可谓恢复元气之二宝也。

99. 虚劳（二）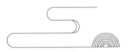

田某，女，36岁。2010年4月7日初诊。

主诉：周身极度乏力半年余。

病史：3年前为解决家中经济困难，患者支持丈夫去国外打工，自己挑起了家中的所有重担，白天忙田里的活，晚上忙家务照护孩子和老人，昼夜辛劳太过。2年后落下了这个病，即全身极度乏力，什么活都不想干，什么活都干不了。久之，伴见头晕、心慌、气短、食欲极差，什么都不想吃，什么都吃不下，勉强进食则腹胀便溏，除了发现有轻度贫血外，无其他病理性提示。中医查体所见，患者面色萎黄，形体消瘦，精神不振，舌质黯淡，舌苔薄白，脉极度虚弱。

辨证：本案患者，有明显的长期劳伤心脾的病史，若患者本来是偏阴虚的体质，则过劳先伤阴血，血虚血不舍气可致气血两虚；若患者本来是偏阳虚的体质，过劳则先伤阳气，气不舍血亦可导致气血两虚。气虚血运无力，血虚脉道失充，久而久之，五脏六腑，四肢百骸，皆失其濡养和温煦，故表现为全身极度乏力；肌肤长期失养，则形体消瘦，面色萎黄；上气不足，脑为之不满，则头晕，精神不振；心为君主之官，心君失荣则心慌；肺为相傅之官，肺气亏虚则短气；脾胃为仓廪之官，仓廪虚弱，则食欲极差，腹胀便溏，同时脾胃虚弱，气血乏源，反过来又加重了气血不足的严重性，二者形成了恶性循环，所以虚劳病因病机是比较复杂的。舌质淡，苔薄白，脉极度虚弱，是虚劳的典型脉象，如《金匮要略》说："夫男子平人，脉大为劳，极虚亦为劳。""极虚"是为虚劳的脉象大纲之一。所以本案的主要病因病机是劳伤心脾，气血两虚。

治则：补气养血，建立中气，开发气血之流，缓缓图之。

方剂：黄龙八珍汤加减。

处方：生黄芪 30g，龙眼肉 20g，红参 10g，炒白术 20g，茯苓 15g，酒当归 15g，川芎 10g，熟地 15g，炒白芍 15g，炒鸡内金 15g，焦三仙各 10g，炙甘草 10g。生姜 3 片，大枣 4 枚为引。7 剂。

煎服方法：水煎服，日 1 剂，早、晚饭后 1 小时左右各服 1 次，1 次 250～300ml。

2010 年 4 月 15 日二诊：服上方 7 剂后，患者感到主症无明显好转，只有头晕似觉稍歇。脉舌亦无明显变化。本案经反复思考，认为辨证无误，只是病程较长，积重难返，需加大补气养血之力，同时逐渐恢复中气。

处方：生黄芪 30g，龙眼肉 30g，红参 15g，炒白术 30g，茯苓 20g，酒当归 15g，炒白芍 30g，熟地 20g，砂仁 10g（后下），炒鸡内金 15g，焦三仙各 10g，炙甘草 10g。7 剂。药引及煎服方法同前。

2010 年 4 月 13 日三诊：患者主动诉说，现在头晕、心悸、气短是减轻一些；但还是全身乏力，食欲不佳，自言自语道："我都不想治了。"他丈夫接着说，还是有进步的嘛，你积了半年的病，岂能一蹴而就。我亦规劝道，汝之病，乃虚劳也，吾之法乃补气养血，健脾和胃，建中补气，逐渐开气血之源的王道之法，王道之法无近功也。患者听了大家的劝告，继续服药。

处方：生黄芪 30g，龙眼肉 30g，红参 15g，炒白术 30g，茯苓 20g，酒当归 15g，炒白芍 30g，熟地 20g，砂仁 10g（后下），炒鸡内金 15g，焦三仙各 10g，玫瑰花 10g（后下），炙甘草 10g。7 剂。药引及煎服方法同前。

2010 年 4 月 20 日来诊，精神振奋，面带微笑道："我的病好了，全身有劲了，心里想干活，也能干些活了；现在食欲大增，什么都想吃，我的病全好了。"

［按　语］

虚劳即虚损劳伤之意,是以五脏六腑、气血阴阳虚损为主要病理变化的多种慢性疾病的总称。所以魏荔形说:"虚劳者,因劳而虚,因虚而病也。"本案患者正是因为长期过劳,其病因病机可概括为劳伤心脾,气血两虚。以黄龙八珍汤直补气血;加砂仁、炒鸡内金、玫瑰花、焦三仙合四君子汤,建立中气,开发气血生化之源,双管齐下,缓缓图之,其效甚佳。

 # 100. 脏躁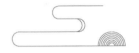

高某,女,24岁。2014年12月5日初诊。

主诉: 心悸,失眠,精神抑郁,躁动不安2周。

病史: 今年暑假大学毕业后,至今未能选择到理想的工作,五六月份因肺炎高热2次住院治疗;九月份又因心肌炎住院治疗,且在输液时受了意外惊吓。正输液时护士惊呼:液体怎么滴得这么快? 后来分析,可能是输液期间患者只顾看手机,不知何时碰到了输液控制器,致使每分钟滴至100多滴。虽然护士及时调整了输液速度,但此后患者即产生了心悸,烦躁不安,精神抑郁,严重失眠。经某省级医院诊断为神经官能症;后又到某神经病医院诊断为抑郁症。后经2个多月的治疗,仍无明显好转。伴见厌食,恐惧,神志恍惚,自觉非常冤屈,常常悲伤欲哭等。经朋友介绍,就诊于余,诊查所见,两颧潮红,问其除上述症状外,还有什么不适? 患者自述口苦,咽干,尿少黄赤,望诊舌红少苔,缺津,脉数。

辨证: 从病史来看,大学毕业到初诊时已近半年,没有找到理想的工作,忧愁思虑伤心脾的病理基础是存在的。五六月份因肺炎高热2次住院,九月份又因心肌炎住院,心肺阴血耗伤,阴虚内热的病理基础也是存在的。加之意外惊恐、惊吓,《素问·举痛论》云"惊则气乱""恐则气下",阴虚内热,加之气血逆乱,故见精神抑郁、神志恍惚、烦躁不安、来去不定的症状;严重失眠,是因心肝阴血亏虚,心不藏神,肝不藏魂,神魂浮越,阳不入阴所致。《灵枢·口问》所谓"阴气尽而阳气盛,则瘚矣",亦即《金匮要略》载"虚劳虚烦不得眠,酸枣仁汤主之"之症。纳呆、厌食是思虑伤脾所致;口苦、小便赤、脉数乃心肺阴虚内热的百合病之必有脉症;神志恍惚,自觉非常冤屈,常常悲伤欲哭等,虽非《金匮》所述脏躁之典型证候,就其病性而论,已符合《金匮》"妇人脏躁,喜悲伤欲哭,象如神灵所作,数欠伸,甘麦大枣汤主之"之内涵。所以本案虽以脏躁名之,实则为虚劳不眠、百合病和脏躁三位一体的综合征。故本案当属五脏阴血亏虚,以脏躁为主的综合征。

治则:养阴补血,清热安神。

方剂:酸甘百合地黄汤加减。

处方:百合 30g,淮小麦 30g,炒酸枣仁 30g,生地 15g,知母 15g,朱茯神 15g,西洋参 10g,二冬各 15g,川黄连 5g,生龙牡各 30g(先煎),大枣 20g,生甘草 10g。7 剂。

煎服方法:水煎服,日 1 剂,早晚饭后 1 小时左右各服 1 次,每次 250~300ml。

2014 年 12 月 13 日二诊:服上方 7 剂后,口苦、咽干、尿少黄赤明显减轻,心悸、失眠、烦冤欲哭、神志恍惚等也有好转;唯厌食、恐惧和舌脉依然如故。

处方:百合 30g,淮小麦 30g,炒酸枣仁 30g,熟地 30g,知母 15g,生龙牡各 30g(先煎),朱茯神 15g,西洋参 10g,二冬各 10g,川黄连 5g,桑椹 15g,净萸肉 10g,焦三仙各 10g,大枣 15g,生甘草 10g。7 剂。煎服方法同前。

2014 年 12 月 21 日三诊:又服上方 7 剂后,精神大有好转,诸症基本解除;唯依然有恐惧感,睡眠仍欠佳。

处方:百合 30g,淮小麦 30g,炒酸枣仁 30g,当归 15g,炒白芍 30g,熟地 20g,朱茯神 15g,生龙牡各 30g(先煎),西洋参 10g,二冬各 10g,桑椹 20g,净萸肉 12g,首乌藤 30g,合欢花 15g(后下),炙甘草 8g。小米 1 把,大枣 6 枚为引。7 剂。

2015 年 3 月 16 日,请朋友来告病已痊愈,且在新年之后,也找到了比较理想的工作,皆大欢喜。

[按 语]

关于脏躁病因病机的讨论,本病虽多见于女子,但男子也间或有之。该病多与情志有关的认识比较一致;但对病机的认识颇多分歧。如《金匮要略编注》认为是"子宫血室,受风化热所致";《医宗金鉴》则认为"脏,心脏也";周德禄认为应是"心肝肺三脏之躁";5 版教材《金匮要略讲义》认为应是"始于肝,伤及心脾,累及于肾"。刘老以为"脏躁",应泛指五脏阴血亏虚为宜,不必拘于何脏,因为人是一个统一的整体,心主血脉,肺朝百脉,只要心肺阴血亏虚,则百脉俱病,五脏皆现阴虚躁动致病。正如《素问·痹论》所云:"阴气者,静则神藏,躁则消亡。"言其五脏之阴气充足、平静,则精神内藏,阴气消亡,则躁动不安。

刘老根据本案似虚烦不眠又非单纯失眠、如妇人脏躁又非单一脏躁、好像百合病又非单独百合病的复杂病因病机,将《金匮》酸枣仁汤、甘麦大枣汤和百合地黄汤巧妙地组合在一起,创立了"酸甘百合地黄汤"。

经方的优点是药简力宏,有的经方只有两三味药,更有甚者,一味药即成名方,如《金匮》之狼牙汤。所以它的不足之处也很明显,就是治疗方向单一,不能适应当今病因病机复杂的疾病谱变化,故应与时俱进,有所发展,有所前进,有所创新。

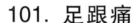# 101. 足跟痛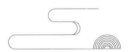

习某,男,69岁,2011年4月10日初诊。

主诉:右足跟痛半个月。

病史:患者素体健康,退休前是铁路装卸工人,今年3月下旬参加一次春游回来后,即发现右足跟麻困疼痛,着地痛重,走路受到严重影响,到医院检查,不红不肿,拍片跟骨无骨刺;化验血常规无炎症,服用补中益气丸、桂附八味丸无效,想请中医治疗。中医查体所见,主症已如前述,并见面色萎黄,纳呆便秘,神疲乏力,动则加剧;问其疼痛特点,言走路痛时腰部酸困,患侧小腿似有热感;问道近期体检血脂、血糖、血压情况时,说血脂不高,血糖正常,血压偏低,随即测得血压90/60mmHg;问及饮食情况时,笑道本人信佛,一般不吃肉、蛋,也不喝牛奶;舌体胖,舌质淡,脉细弱。

辨证:按中医之理,足跟乃足少阴肾经所过,故一般认为足跟病变属肾。本案患者,年近古稀,八八已过,肝肾俱虚,肝藏血而主筋,肾藏精而主骨,肝肾亏损,筋骨失养,应是本案足跟痛的病理基础。加之年事已高,参加春游活动,气血过度耗伤,一时气血亏损,无以化精,则肾之阴精更虚,故而突发足跟痛。面色萎黄,纳呆便秘,神疲乏力,动则加剧,舌体胖,舌质淡,脉细弱,均为脾胃虚弱,化源不足,气血两亏之象。从疼痛特点发现,痛时腰酸困,患侧小腿有热感,提示疼痛病源在肾,且偏于肾阴虚(阴虚则热)。从问诊得知,饮食营养不够全面,更加重

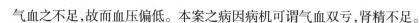

气血之不足,故而血压偏低。本案之病因病机可谓气血双亏,肾精不足。

治则:补气养血,益肾填精。

方剂:黄龙八珍汤加减。

处方:黄芪 30g,龙眼肉 20g,西洋参 10g,生白术 20g,白茯苓 15g,当归 15g,杭芍 20g,熟地 15g,净萸肉 12g,龟甲 15g(先煎),粉葛根 30g,怀牛膝 15g,炙甘草 10g。生姜 3 片,大枣 4 枚为引。7 剂。

煎服方法:水煎服,日 1 剂,早晚饭后 1 小时左右各服 1 次,每次 250~300ml,并嘱其每天喝一袋牛奶,吃两个鸡蛋。

2011 年 4 月 17 日二诊:3 天前来电话说,每天喝一袋牛奶有点腹泻,嘱其每天先喝半袋,逐渐增加。7 剂药服完复诊时,每天喝一袋也不腹泻了,并说现在已敢着地走路,但依然行走不适。测得血压 100/65mmHg。

处方:黄芪 30g,龙眼肉 20g,西洋参 10g,生白术 20g,紫河车粉(冲)6g,当归 15g,生杭芍 20g,熟地 15g,净萸肉 12g,生龟甲 15g(先煎),粉葛根 30g,怀牛膝 15g,炙甘草 10g,7 剂。

药引及煎服方法和医嘱同前,每天再加用核桃 2~3 个。

2011 年 4 月 26 日三诊:患者面部气色明显好转,饮食增加,大便正常,并说足跟痛已基本解除,说着还走了几步,说明足跟痛已经治愈。测得即时血压 110/70mmHg。处方:效不更方,上方又开 7 剂,巩固治之。药引及煎服方法和医嘱同上。

[按 语]

本案足跟痛,经过仔细辨证认为其主要病因病机是气血双亏,肾精不足。主治方为"黄龙八珍汤",即八珍汤加黄芪、龙眼肉,意在补气生血,化生肾精。首方和复方又增山萸肉、生龟甲、紫河车、怀牛膝,意在直接加强补益肝肾、化生精血之力。如山萸肉,味酸涩,性微温,既能补益肝肾,又能养血生精,补而不峻,为平补阴阳之妙品,故《药性论》谓其"补肾气……添精髓"。再如龟甲味甘性寒,既可滋肾阴而潜浮阳,又能益肝肾而健筋骨;紫河车味甘咸微温,该药既能补肝益肾,又可养血益气,故对精血衰少诸症尤为适宜;另外,方中重用粉葛根和怀牛膝,是取其解肌舒筋,疏通经络,引血下行,直达足跟之力。当代名医秦伯未在《中医临证备要》中说:"足跟痛虽系小疾,宜峻补。"本案药补、食补双管齐下,大补气血,填精益髓,疗效甚佳。

28枪